中医非物质文化遗产临床经典读本

第一辑

# 王旭高临证医案

（第二版）

清·王泰林◎著

王宏利◎校注

中国健康传媒集团

中国医药科技出版社

U0206176

**图书在版编目（CIP）数据**

王旭高临证医案 /（清）王泰林著；王宏利校注 . —2 版 . —北京：中国医药科技出版社，2019.7

（中医非物质文化遗产临床经典读本）

ISBN 978-7-5214-0823-2

Ⅰ . ①王… Ⅱ . ①王… ②王… Ⅲ . ①医案－汇编－中国－清代 Ⅳ . ① R249.49

中国版本图书馆 CIP 数据核字（2019）第 032401 号

**美术编辑** 陈君杞

**版式设计** 也 在

出版 **中国健康传媒集团** | 中国医药科技出版社

地址 北京市海淀区文慧园北路甲 22 号

邮编 100082

电话 发行：010－62227427 邮购：010－62236938

网址 www.cmstp.com

规格 880×1230mm $\frac{1}{32}$

印张 6 $\frac{3}{4}$

字数 150 千字

初版 2011 年 12 月第 1 版

版次 2019 年 7 月第 2 版

印次 2023 年 11 月第 2 次印刷

印刷 北京盛通印刷股份有限公司

经销 全国各地新华书店

书号 ISBN 978-7-5214-0823-2

定价 **25.00 元**

获取新书信息、投稿、为图书纠错，请扫码联系我们。

　　《王旭高临证医案》为不可多得的临证医案类书籍，书中收选王旭高多年来以内科杂病为主的内外妇儿各科临证医案。充分反映出王氏的临证水平及学术特点。其中连续复诊医案颇多，可以前后推究，看出药效与病情的转变。案后附方氏所加按语，每门后又有小结，有助于领会治案精神。本次整理，以辽宁中医药大学图书馆藏清光绪二十四年戊戌（1898 年）琴川方氏倚云吟馆刻本为底本，以民国二十五年世界书局出版《珍本医书集成》为对校本，常见繁体、古体、异体字均径改为简体，方便学者阅读研习。

内
容
提
要

# 出版者的话

中国从有文献可考的夏、商、周三代，就进入了文明的时代。中国人认为自己是炎黄的子孙，若以此推算，中国的文明史可以追溯到五千年前。中华民族崇尚自然，形成了"天人合一"的信仰，中医学就是在这种信仰的基础上产生的一种传统医学。

中医的起源可以追溯到炎帝、黄帝时期，根据考古、文献记载和传说，炎帝神农氏发明了用药物治病，黄帝轩辕氏创造脏腑经脉知识，炎帝和黄帝不仅是中华民族的始祖，也是中医的缔造者。

大约在公元前1600年，商代的伊尹发明了用"汤液"治病，即根据不同的证候把药物组合在一起治疗疾病，后世称这种"汤液"为"方剂"，这种治病方法一直延续到现在。由此可见，中华民族早在3700多年前就发明了把各种药物组合为"方剂"治疗疾病，实在令人惊叹！商代的彭祖用养生的方法防治疾病，中国人重视养生的传统至今深入民心。根据西汉司马迁《史记》的记载，春秋战国时期的秦越人扁鹊善于诊脉和针灸，西汉仓公淳于意善于辨证施治。这些世代传承积累的医药知识，到了西汉时期已蔚为大观。汉文帝下诏命刘向等一批学者整理全国的图书，整理后的图书分为六大类，即六艺、诸子、诗赋、兵书、术数、方技，方技即医学。刘向等校书，前后历时27年，是对中国历史文献最为壮观的结集、整理、研究，真正起到了上对古人、下对子孙后代的承前启后的作用。后之学者，欲考中国学术的源流，可以此为纲鉴。

这些记载各种医学知识的医籍，传之后世，被遵为经典。医经中的《黄帝内经》，记述了生命、疾病、诊疗、药物、针灸、养生的原理，是中医学理论体系形成的标志。这部著作流传了2000多年，到现在，仍被视为学习中医的必读之书，且早在公元7世纪，就传播到了周边一些国家和地区，近代以来，更是被翻译成多种语言，在世界许多国家广泛传播。

经方医籍中记载了大量以方治病和药物的知识，其中有《汤液经法》一书，相传是伊尹所作。东汉时期，人们把用药的知识编纂为一部著作，称《神农本草经》，其中记载了365种药物的药性、产地、采收、加工和主治等，是现代中药学的起源。中国历代政府重视对药物进行整理规范，著名的如唐代的《新修本草》、宋代的《证类本草》，到了明代，著名医学家李时珍历经30余年研究，编撰了《本草纲目》一书，在世界各国产生了广泛影响。

东汉时期的张仲景，对医经、经方进行总结，创造了"六经辨证"的理论方法，编撰了《伤寒杂病论》，成为中医临床学的奠基人，至今仍是指导中医临床的重要文献。这部著作早在公元700年左右就传到日本等国家和地区，一直受到重视。

西晋时期，皇甫谧将《素问》《针经》和《黄帝明堂经》进行整理，编纂了《针灸甲乙经》，系统地记录了针灸的理论与实践，成为学习针灸的经典必读之书，一直传承到现在。这部著作也被翻译成多种语言，在世界各地广泛传播。

中医学在数千年的发展历程中，创造积累了丰富的医学理论与实践经验，仅就文献而言，保存下来的中医古籍就有1万余种。中医学独特的思想与实践，在人类社会关注健康、重视保护文化多样性和非物质文化遗产的背景下，显现出更加旺盛的生命力。

中医药学与中华民族所有的知识一样，是"究天人之际"的学问，所以，中国的学者们信守着"究天人之际，通古今之变，成一家之言"的至理。《素问·著至教论篇》记载黄帝与雷公讨论医道说："而道，上知天文，下知地理，中知人事，可以长久。以教众庶，亦不疑殆。医道论篇，可传后世，可以为宝。"这段话道出了中医学的本质。中医是医道，医道是文化、是智慧，《黄帝内经》中记载的都是医道。医道是究天人之际的学问，天不变，道亦不变，故可以长久，可以传之后世，可以为万世之宝。

医道可以长久，在医道指导下的医疗实践，也可以长久。故《黄帝内经》中的诊法、刺法可以用，《伤寒论》《金匮要略》《备急千金要方》《外台秘要》的医方今天亦可以用，《神农本草经》《证类本草》《本草纲目》的药今天仍可以用。

或许要问，时间太久了，没有发展吗？不需要创新吗？其实，求新是中华民族一贯的追求。如《礼记·大学》说："苟日新，日日新，又日新。"清人钱大昕有一部书叫《十驾斋养新录》，他以咏芭蕉的诗句解释"养新"之义说："芭蕉心尽展新枝，新卷新心暗已随，愿学新心养新德，长随新叶起新知。"原来新知是"养"出来的。

中华民族"和实生物，同则不继"的思想智慧，与当今国际社会提出的保护和促进文化多样性、保护人类的非物质文化遗产的需求相呼应。世界卫生组织 2000 年发布的《传统医学研究和评价方法指导总则》中，将"传统医学"定义为"在维护健康以及预防、诊断、改善或治疗身心疾病方面使用的各种以不同文化所特有的理论、信仰和经验为基础的知识、技能和实践的总和"，点明了文化是传统医学的根基。习近平总书记深刻指出："中医药学是中国古代科学的瑰宝，也是打开中华文明宝库的钥匙。"这套丛书的整理出版，也是为了打磨好中医药学这把钥匙，以期打开中华文明这个宝库。

希望这套书的再版，能够带您回归经典，重温中医智慧，获得启示，增添助力！

中国医药科技出版社

2019 年 6 月

# 校注说明

　　《王旭高临证医案》为中医医案类著作，清·王泰林（旭高）所著，方耕霞整理。据全国中医图书联合目录所载有：清光绪二十四年戊戌（1898年）琴川方氏倚云吟馆刻本，1934年无锡日升山房刻本，抄本，1965年上海科学技术出版社铅印本，及珍本医书集成中所收版本。

　　王旭高（1798~1862年），名泰林，字以行，晚号退思居士，江苏无锡西门外坝桥人。12岁从舅父高锦庭学医，10年后自己开业行医。嘉庆、道光年间，先以疡科问世，后又开治内科，对温病尤多关注，临证审证用药甚为精当。声誉日增，求治者众多。平日行医遇疑难病证求治，必深思熟虑，慎重处方。其后有效与否，注意随访，必要时令其再诊，以完成全功。故所存医案，无不稳妥透彻。王旭高一生医著颇丰，可惜晚年避乱乡间时，著述大多散失。后人将其残存的著作收集整理、刊行于世，主要有《王旭高医书六种》、《王旭高临证医案》四卷、《环溪草堂医案》三卷、《医学刍言》、《医方歌括串解》、《景岳方歌诀》、《王旭高外科医案》、《伤寒一百一十三方歌诀》、《西溪夜话录补缺》等。

　　《王旭高临证医案》，方耕霞整理。方仁渊，字耕霞，号思梅。江阴顾山镇人。生于清·道光二十四年（1844年）。早岁肄业于无锡名医王旭高之门。原著十卷，经方氏"去其重复，合而选之，

1

略为删整，依类编次"整理后共四卷，分二十六门，刊于 1897 年。

本次整理，以辽宁中医药大学图书馆藏清光绪二十四年戊戌（1898 年）琴川方氏倚云吟馆刻本为底本，对校本则选用民国二十五年世界书局出版《珍本医书集成》（简称集成本），1965 年上海科学技术出版社铅印本及文中所引《内经》《伤寒论》《金匮要略》等书为参校。具体校勘过程如下。

1. 凡底本文字不误，一律不改动原文；校本虽有异文但无碍文义者，不做说明。

2. 凡底本明显的误字或不规范字，如"己已巳"不分，"胁"、"肋"混用等，均径改，不做说明。

3. 原文中的异体字、通假字、古今字、俗写字，凡常见者一律径改为通行的简化字，不做说明，如"藏府"改作"脏腑"。若原文为冷僻字而未经规范简化者，则保留原文不予校改。

4. 凡原文中表示文字位置的"右"、"左"，一律改为"上"、"下"，不做说明。

5. 底本与校本均残，以"□"表示。

6. 凡属底本明显误字，据校本或参校本改正者，加注说明。

7. 凡疑底本误，但诸本皆同，缺乏校改证据者，不予改正，但加注说明。

校注者

2011 年 5 月

# 序

临证医案，非古也。古人视病，不立案语，但书方药。自宋设医学科命题考试医生，取其学问高等者，入太医局。自后医生诊病，相沿先立案语，后书方药，但随作随弃，无有辑之者。如宋之许知可、张季明，明之薛立斋、陈维宜、孙文垣，以及国初喻嘉言、徐大椿辈，虽有医案类，皆因治疗效验，笔诸于书，其文乃记事，非临证也。良以病多转变，方难一定，恐泥学人眼目，故作者恧置之。然余谓医之有方案，犹名法家之有例案，文章家之有试牍。对病书方，因题立义，相对斯须，人之性命系焉，己之得失亦系焉。虽不足为根底之学，而病者之情形，医者之学识心思，尽在是。苟能溯其脉证，观其变化，奚啻与病者医者一堂共语，不大可触发手眼哉！故叶氏《临证指南》，海内风行。然叶案语意高深，方多平淡，学人践其迹，未必入其室。因叶负一时重名，所视者非富贵膏粱，即病深气竭，贫贱初病者寥寥焉。盖气体不同，方法即异，读其书而得其用者鲜矣！余旧得无锡王泰林旭高先生方案二卷，爱而藏之，以篇页无多未梓。更求二十余年，不可得。客春游梁溪，访老友刘君石香，石香出十卷示余，云新得于李氏者。亟假归读之，其心思之敏，见识之超，清华而不高深，灵变而有矩矱，视叶案易于学步。且复诊甚多，前后推究，考其得失，尤足以资助学者。因并余所藏者，去其重复，合

1

而选之。间有字句冗沓率意处，略为删整，依类编次，分二十六门。每门附以拙论，略见大意。其有精警与未惬意者，复随案指出，正之有道，非敢有意毁誉也。原书十卷，约得五六，厘为四卷，命儿辈录出，不敢自私，付之梓人，以公同学焉。

光绪二十三年丁酉孟春耕
霞方氏序于倚云吟馆

# 目 录

# 卷 一

## 温邪门

某 久患三疟未愈，劳力更感风温，而发时证，及今八日。壮热烦躁，汗不能出，疹不能透，热郁蒸痰，神糊呓语，两胁疼痛，难以转侧，胸闷气粗，动则欲厥。所以然者，邪热与瘀伤混合，痰浊与气血交阻，莫能分解，以致扰乱神明，渐有昏喘之险。

豆豉五钱　苏梗一钱　郁金一钱　赤茯神三钱　连翘三钱　丹皮钱半　当归三钱　杏仁三钱　天竺黄钱半　木通一钱　新绛七分　菖蒲五分　青葱　枇杷叶

**渊按：**郁金、杏仁解气郁，当归、葱、新解血郁，豆豉、苏梗从里达表，尤宜佐黄芩、鲜地等，以解热郁，否则热不解而诸郁亦不开，热蒸痰阻，陷入胞络易易。

宋 湿温过候，斑疹并见，心胸烦懊，神识模糊。脉数混混而不清，舌心苔干而不腻。湿蕴化热，热渐化燥。气粗短促，目赤耳聋。阴精下亏，风阳上亢。虑其内陷昏痉。拟生津达邪，兼芳香逐秽。

鲜斛　淡豆豉　竹茹　连翘　橘红　赤苓　天竺黄　黑

栀　菖蒲　郁金　羚羊　陈胆星　牛黄清心丸五分　加犀黄三厘

　　又　湿温邪在太阴、阳明，湿胜于热，太阴为多；热胜于湿，阳明为甚。日晡烦躁，阳明旺时也。口虽渴，苔仍白腻，乃湿蕴化热，余湿犹滞，气火熏蒸，蒙蔽清窍，故斑疹虽透，而神识时糊，脉沉小而数疾，皆邪郁不达之象。倘若热甚风动变劲，便难措手。

　　半夏　赤苓　鲜斛　连翘　川连姜汁炒　菖蒲　通草　豆豉　郁金　益元散　竹茹　茅根　黑栀

　　**渊按：**宜参凉膈散，缓缓通下，不致下后①化燥内陷耳。盖湿温虽不可早下，而热胜挟滞者，不下则热邪挟滞不去。湿邪亦从热化燥化火也。

　　又　湿温旬日，脉数较大于昨，热势较盛于前，所谓数则烦心，大为病进，并非阴转为阳、自内达外之象。舌苔白厚，上罩微灰，面红目赤，阳盛之征；头昏耳聋，阴虚之象；小溲窒塞，气化不及也。当生津以彻热，利窍以化湿。救阴不在肾而在生胃津，去湿不可燥而在通小便。盖汗生于津，津充汗出而热解；小肠为心之腑，小便通利，心火降而神清。

　　羚羊角　赤苓　菖蒲　竺黄　泽泻　益元散　知母　鲜斛　通草　竹叶　鲜薄荷根

　　另　用珠子五分、血珀五分，为末，调服。

　　**渊按：**名言傥论，勿草草读过。

　　又　湿热郁蒸，如烟如雾，神识沉迷，脉时躁时静。静则神倦若寐，躁则起坐如狂，邪内陷矣。虽便不通，而腹鸣不满，肠胃不实，其粪必溏，未可骤攻下之。大凡温邪时症，验舌为

---

① 后：原作"文"，据集成本改。

先。今尖苔白，上罩微霉，邪在营气之交。叶氏云：邪乍入营，犹可透热，仍转气分而解，如犀、羚、元、翘等是也。从此立方①，参以芳香宣窍。

犀角　羚羊角　鲜斛　竺黄　元参　连翘　益元散　赤苓　竹茹　至宝丹一粒

又　前方加鲜地、瓜蒌仁、枳实。

又　舌黑而干，湿已化燥；频转屎气，脘腹按痛，邪聚阳明，肠胃已实，当商通腑。但小便自遗，肾气虚也。正虚邪实，津枯火炽，惟有泻南补北，勉进黄龙汤法。

鲜地　人参　生军　元参　元明粉　菖蒲　竺黄　连翘　竹叶　甘蔗汁代水煎药

**渊按：**蔗汁生饮最妙。代水煎药，不但腻膈，且失凉润之性矣。

又　下后舌黑稍退，而脉反洪大，神识仍昏，阳明火旺也。清阳明燔灼之火，救少阴涸竭之阴，用景岳玉女煎。

鲜地　元参　鲜斛　知母　竺黄　麦冬　石膏　竹叶　芦根　蔗汁一杯，冲

又　津回舌润，固属休征；风动头摇，仍为忌款。温邪虽退，元气大虚，虚风上扰不息，又防眩晕厥脱。今当扶正息风，参以生津和胃。

生洋参　钩藤　天麻　茯神　制半夏　石决明　秫米　陈皮　麦冬　竹茹　甘蔗皮

**渊按：**热滞虽从下而松，肝家阴液早为燥火所伤，故见证如此，迟下之累也。

---

① 从此立方：原作"从方此立"，据集成本改。

**胡** 素有肝胃病，适挟湿温，七日汗解，八日复热。舌灰，唇焦，齿板，口渴欲得热饮。右脉洪大数疾，左亦弦数。脘中仍痛，经事适来。静思其故，请明析之。夫肝胃乃腹中一脏一腑，木乘土则气郁而痛。若不挟邪，安得寒热？即有寒热，断无大热，以此为辨也。又询大便坚硬而黑，是肠胃有实热，所谓燥屎也。考胃气痛门，无燥屎症，惟瘀血痛门有便血，然此症无发狂妄喜之状，则断乎非蓄血，此又一辨也。渴喜热饮，疑其为寒似矣。不知湿与热合，热处湿中，湿居热外，必饮热汤而湿乃开，胸中乃快，与阴寒假热不同，再合脉与唇，其属湿温挟积无疑。《伤寒大白》云：唇焦为食积。此言诸书不载，可云高出前古。

豆豉　郁金　延胡　山栀　香附　赤苓　连翘　竹茹　蒌皮
外用葱头十四个，盐一杯，炒热，熨痛处。

按：病本湿温挟食。交候战汗而解，少顷复热为一忌。汗出而脉躁疾者，又一忌。适值经来，恐热邪陷入血室，从此滋变，亦一忌。故用豆豉以解肌，黑栀以清里，一宣一泄，祛表里之客邪。延胡索通血中气滞、气中血滞，兼治上下诸痛；郁金苦泄以散肝郁，香附辛散以利诸气，二味合治妇人经脉之逆行，即可杜热入血室之大患。瓜蒌通腑，赤苓利湿。加竹茹，一以开胃气之郁，一以治上焦之烦。外用葱、盐热熨，即古人摩按之法，相赞成功。

**渊按：** 此虽有食积，亦不可下，以胸痞脘痛，渴喜热饮，中焦湿饮郁遏不开，寒热错杂，阳明之气失于顺降。若遽下之，轻则痞膈，重即结胸矣。同一湿温挟滞，其不同有如此者。

又　服药后大便一次，色黑如栗者数枚，兼带溏粪。脘痛大减，舌霉、唇焦俱少退，原为美事。惟脉数大者变为虚小无力，心中觉空，是邪减正虚之象，防神糊痉厥等变。今方九日，延过两候乃吉。

香豉　青蒿　沙参　赤芍　川贝　郁金　黑栀　竹茹　稻叶　金橘饼

**渊按：** 大便通而痛减，乃葱盐按摩之功也。葱能通气，咸能顺下，阳明之气得通，胃气自然下降；胃气通降，大便无有不通者。夫便犹舟也，气犹水也，水流顺畅，舟无停滞之理。若但知苦寒攻下，不明中气之逆顺，是塞流以行舟耳！

**秦**　温邪十二日，斑疹遍透，神识仍糊，大便屡行，齿垢未脱。舌尖红，中心焦，阴津灼也。左脉大，右脉小，元气弱也。昨投清泄芳开，是从邪面着笔；今诊脉神委顿，当从元气推求。要知温属阳邪，始终务存津液；胃为阳土，到底宜济甘凉。所虑液涸动风，易生痉厥之变；胃虚气逆，每致呃忒之虞耳！

羚羊角　沙参　生草　竺黄　菖蒲　鲜石斛　犀角　元参　洋参　泽泻　茯神　芦根　蔗汁

另用濂珠粉三分，上血珀末三分，开水调服。

**又**　昨用甘寒生津扶正，病势无增无减。然小便得通，亦气化津回之兆也。症交十三日，是谓过经，乃邪正胜负关头。从此津液渐回，神气渐清，便是邪退之机；从此而津液不回，神糊益甚，便是邪进之局。正胜邪则生，邪胜正则重。仍以生津救液，冀其应手。

羚羊　鲜斛　沙参　洋参　麦冬　泽泻　赤苓　元参　蔗汁　芦根　珠黄散　又加知母、川贝

**又**　甘寒清润，固足生津，亦能滋湿。向之舌绛干焦者，今转白腻，口多白沫，是胃浊上泛也。小便由于气化，湿滞中

焦，气机不畅，三焦失于输化，故不饥，不思纳，小便不利也。法宜宣畅三焦。

豆卷　赤苓　猪苓　泽泻　生苡仁　杏仁　通草　竹茹陈皮　半夏曲　谷芽　血珀五分，研末，冲服

**渊按：**帆随湘转，妙于转环。脾肾阳气素虚，阳邪一化，阴湿即来。在脉神委顿时早防之，庶免此日波变。然不料其变之如是速耳。古方大豆卷治筋挛湿痹，苏地用麻黄汤浸，借以发汗，与此症总不相宜。

又　瘀热蓄于下焦，膀胱气痹不化，少腹硬满，小溲不利。下既不通，必反上逆，恐生喘呃之变。开上、疏中、渗下，俾得三焦宣畅，决渎流通。

紫菀　杏仁　桔梗　川朴　陈皮　赤苓　猪苓　泽泻　苏梗　血珀　通草　又照方加参须五分、煎汤调下血珀五分

外用田螺二枚，葱白一握，桃仁三钱，曲少许，麝香五厘，肉桂五分，合打烂，炖温，敷脐下关元穴。

又　温邪甫退，少腹板硬，膀胱气化无权。昨议疏泄三焦，小便仍不畅。今少腹硬满过脐，其大如盘，按之不痛。脉沉小，舌白腻，身无热，口不渴。所谓上热方除，中寒复起是也。夫膀胱与肾相表里，膀胱气化赖肾中阳气蒸腾。肾阳不足，膀胱水气凝而为瘕，须防犯胃冲心、呃厥等变。急急温肾通阳泄水，犹恐莫及。

肉桂五苓散送下金匮肾气丸三钱。

**渊按：**须此方解下焦之围，再佐葱、盐按摩更妙。

又　通阳泄水，与病相投，虽未大减，已奏小效。腹中觉冷，中阳衰弱显然。

照方加木香、炮姜。

**尤** 症交十二日，目赤耳聋，舌白烦渴，脉洪大而汗出。当辛凉以彻气分之热邪，甘凉以救肺胃之津液。

北沙参　麦冬　知母　竺黄　元参　生石膏薄荷同打　滑石　竹叶　芦根

**又** 目张不语而神慧，与汤则咽，身能转侧。舌苔灰白，脉形洪滑。并非邪闭心包，乃肝阳挟痰火阻塞清明之府。勿再芳香开达，开则邪反内陷矣，慎之！

羚羊角　川贝　郁金　茯苓　胆星　石决明　远志　鲜斛　竹油　姜汁　北沙参

**渊按：** 清火息风，豁痰通窍，丝丝入扣。惟沙参可斟酌，以其补肺也。舌苔灰白，痰火征兆。

**又** 目张不语，多汗脉大。阳盛阴虚，防其厥脱。急救其阴，希图万一。

生洋参　石决明　沙参　茯神　麦冬　川贝母　五味子

**又** 目已能合，口已能言，但舌謇而言涩。汗多稍收，脉大稍敛，似有一线生机。所嫌两臂动强，恐其发痉。拟存阴息风法。

羚羊角　鲜地　生地　洋参　沙参　石决明　麦冬　钩藤　蔗汁

**渊按：** 几乎类中。大抵平素肺肾阴气不足，肝阳有余，年过四十者，每有是证。

**华** 温邪八日，神识模糊，斑色红紫，脘腹拒按，结热旁流。舌红干燥，目赤唇焦，而又肤冷汗出，脉伏如无。邪热内闭，阴津外泄，颇有内闭外脱之虑。勉进黄龙汤法。

大生地　参须　生军　枳实　连翘　天竺黄　元参　菖蒲　鲜斛

**渊按：** 肤冷、汗出、脉伏，非虚象，乃闭象也。从斑色红紫上看出。参须可斟酌。

**某** 久病元气未复，又感湿温，已逾①旬日。解表、疏中、通下之药皆已服过。现脉仍数，舌白腻。头汗多，身热不解，咳嗽不扬，小溲不爽。且以分泄三焦，再看转机。

豆卷　杏仁　赤苓　腹皮　川朴　桔梗　蒌皮　苏梗　泽泻　滑石　通草

**高** 舌白，口渴，咽痛。湿温化热，症方四日。年高正虚，势防战汗。冀其无变为佳。

薄荷　桔梗　射干　滑石　牛蒡子　橘红　杏仁　枳壳　蔻仁　芦根

**又** 温邪挟积化燥。昨服药后战汗不透，大热虽减，里热仍炽。舌霉边白，脉形不显。高年恐其内陷。

大力子　香豉　鲜斛　连翘　黑栀　薄荷根　滑石　枳实

**又** 胸脘板痛拒按，此属结胸。舌心燥边白，此挟痰水，挟气积。症交七日，温邪内伏，将燥未燥，将陷未陷。昨午投生津达邪一剂，今结胸症已具。势不容缓，再进小陷胸法。

川连　半夏　枳实　蒌仁　香豉　黑栀

**渊按：** 仲景小陷胸以枳实佐川连，瓜蒌佐半夏，苦泄辛润，开中焦之痞，以化痰水热邪。方名陷胸，与诸泻心汤出入，并非下剂。今人以蒌、枳为通腑之药，殊属可笑。

**顾** 温邪得食则复。舌心尖焦黄而干，边苔白腻，心胸痞闷，此挟积，挟气，挟痰，挟水。大便已十二日不通，其势不得不下。

---

① 逾：原作"愈"，据集成本改。

半夏　茯苓　泽泻　川连　枳实　川朴　蒌仁　大黄　元明粉

**杨**　胸闷头痛，寒热往来。邪在少阳，有汗而热不解，是伤于风也。舌薄白，边色干红。阴亏之体，邪未外达，而津液暗伤，渐有化燥之象。症交七日，中脘拒按，似欲大便而不得出，少阳之邪传及阳明，胃家将燥实矣。防其谵语，拟少阳、阳明两解法。

柴胡　淡芩　半夏　枳实　甘草　香豉　黑栀　蒌仁　桔梗　滚痰丸钱半

**渊按：** 从大柴胡、陷胸变化，不用大黄、黄连，以阴亏液伤，拒按在中脘，不在大腹也。借滚痰丸以微通之，心灵手敏。

**又**　得汗得便，邪有松机，是以胸闷、心跳、烦躁等症悉除，而头痛略减也。虽自觉虚馁，未便多进谷食，亦未可就进补剂，但和其胃，化其邪可耳。

香豉　豆卷　半夏　川贝　赤苓　陈皮　郁金　川斛　通草　竹茹

**又**　用和胃化邪法，一剂颇安，二剂反剧。良以畏虚多进谷食，留恋其邪，不能宣化，郁于心胸之间，湿蕴生痰，热蒸灼液，烦躁、恶心、错语。两手寸关脉细滑数，两尺少神，舌边干红，心苔黄腻，皆将燥未燥，将陷未陷之象。拟导赤、泻心各半法，生津化浊，和胃清心。

犀角　川连　鲜斛　枳实　半夏　赤苓　连翘　黑栀　橘红　生甘草　通草　郁金　竹茹　芦根　万氏牛黄清心丸五分

**渊按：** 阳明痰热未清，遽进谷食，致有下文如是大变。宜仿仲景食复法，佐大黄以微下之。

**又**　症交十三日，身热不扬，神昏，舌短苔霉。邪入膻中，闭而不达。急急清泄芳开，希冀转机。

犀角　连翘　枳实　竺黄　芦根　菖蒲　黑膏　牛蒡　元参　薄荷根　郁金　鲜斛　紫雪丹五分，另调服

又　神情呼唤稍清，语仍不出，邪欲达而不达。胸胁红点稍现，迹稀不显，斑欲透而不透。口臭便秘，时觉矢气，阳明燥实复聚。舌短心焦边绛，膻中之火方炽。芳开清泄之中，参以生津荡实。

前方加沙参、细生地、磨大黄。

又　口臭喷人，胃火极盛。斑疹虽见，透而未足。目赤神糊，脉洪口渴。急急化斑为要。古法化斑，以白虎为主。今仍参以犀地清营解毒，再复存阴玉女煎。

犀角　黑膏　麦冬　竺黄　大生地　知母　沙参　洋参菖蒲　人中黄　芦根　石膏薄荷打

**渊按：**前方未知下否。若未通，可再下之，所谓急下以存阴也。有犀地、白虎清营救液，见证有实无虚，不妨放胆。

又　目能识人，舌能出口，症渐有生机。当大剂存阴，冀其津回乃吉。

大生地　鲜石斛　麦冬　洋参　元参　生甘草　鲜生地石膏　犀角　沙参　蔗汁

又　黑苔剥落，舌质深红，阴津大伤，燥火未退。左脉细小，右脉洪大，是其征也。际此阴伤火旺，少阴不足，阳明有余，惟景岳玉女煎最合。一面存阴，一面泻火，守过三候，其阴当复。

鲜生地　生石膏　元参　洋参　大生地　黑山栀　生甘草知母　沙参　连翘　芦根

**渊按：**右脉洪大，阳明热结挟滞显然。

又　频转屎气，咽喉干燥，燥则语不出声。此阳明火势熏蒸，津不上承。重救其阴，兼通其腑，再商。

大生地　鲜生地　麦冬　生军　海参　北沙参　生甘草　元参　元明粉

**渊按：**从前欠下，尚是实热见象，海参嫌腻膈。

又　下后液未回，急当养阴醒胃。

生洋参　茯苓　橘红　麦冬　蔗皮　大生地　石斛　沙参　元参　谷芽

又　耳聋无闻，舌干难掉，阴津大伤。用复脉法。

大生地　麦冬　元参　洋参　阿胶川连三分，拌炒　生甘草　鸡子黄

又　叠进滋阴大剂，生津则有余，泻火则不足。今交三候，齿垢退而复起，神识已清，非阴之不复，乃燥火未清耳。今当法取轻灵。

洋参　枳壳　川贝　橘红　赤苓　枣仁猪胆汁炒　川连　雪羹汤煎

又　诸恙向安。每啜稀粥，必汗沾濡，非虚也，乃津液复而营气敷布周流也。小溲涩痛，余火未清。惟宜清化。

冬瓜子　鲜石斛　通草　黑栀　生谷芽　甜杏仁　甘草梢

又　病退。日间安静，至夜发热神昏，乃余热留于营分也。小溲热痛，心火下趋小肠。仿病后遗热例，用百合知母滑石汤合导赤散。

木通　草梢　竹叶　知母　鲜生地　滑石　百合　泉水煎服。

**范**　阴虚挟湿之体，感受时令风温，初起背微恶寒，头略胀痛，欲咳不爽，发热不扬，舌白腻，大便溏。峻投消散，暗

劫胃津，以至饥不欲食，嗜卧神糊，呃忒断连，斑疹隐约。症方八日，势涉危机。阅周先生方，泂[①]尽美善，僭加甘草一味以和之，具生津补中之力，未始非赞襄之一助也。若云甘能滋湿，甘能满中，孰不知之！须知苔薄光滑，胸不满而知饥，乃无形湿热，已有中虚之象，此叶氏所以深戒苦辛消克之剂，幸知者察焉！

牛蒡子　前胡　橘红　竺黄　郁金　刀豆子　桔梗　神曲
菖蒲　连翘　薄荷叶　竹茹　甘草　枇杷叶

**渊按：**此痰呃也。中虚挟痰，胃气通降不顺所致。

又　症逾旬日，系温邪挟湿，病在气营之交。苔白腻而边红，疹点透而不爽，寐则谵语，寤则神清，呃声徐而未除，脉象软而小数。周先生清营泄卫、理气化浊，恰如其分。

羚羊角　连翘　竺黄　川连　橘红　牛蒡子　半夏　丁香
柿蒂　竹茹　薄荷根　通草　茅根

**渊按：**寐昏寤明，痰火阻塞上中焦显然。方较上首好。

又　热处湿中，神蒙嗜卧，呼之则清，语言了了。舌白腻，脉软数。知非邪陷膻中，乃湿热深漫于上焦，肺气失宣布耳。呃尚未除，胃浊未化。拟从肺胃立法。

射干　杏仁　郁金　橘红　代赭石　川贝　沙参　桔梗
通草　旋覆花　茅根　冬瓜子

**渊按：**开肺降胃，更为得旨，所以呃除神清。

又　呃除，苔稍化，欲咳不扬。仍从前法加减。

前方去代赭石，加蛤壳、赤苓。

又　去旋覆花、射干、桔梗，加豆卷。

---

① 泂：集成本作"询"。

**又** 便泄数次，黏腻垢污。胃浊以下行为顺，故连日沉迷嗜卧。昨宵便惺惺少寐，且屡起更衣，愈觉神烦倦乏耳。今便泄未止，舌苔仍白，身热已和。酒客中虚湿胜。拟和中化浊，仿子和甘露饮。

生洋参　于术　赤苓　泽泻　滑石　枳椇子　广藿　木香
葛花　橘红　通草　竹茹

**渊按：**痰从便去，热亦随之，中焦之浊清，上焦之热亦降，故诸恙若失，转惺惺少寐耳。然苔未化，余湿未清，脾胃转运未复也。不可早补。

**又** 病已退，湿未楚。前方加减。

前方加参须、于术、神曲、谷芽。

**孙** 温邪袭肺，肺失清肃，湿挟热而生痰，火载气而逆上。喘息痰嘶，舌干口腻。昨日之脉据云弦硬，现诊脉象小而涩数。阴津暗伤，元气渐馁，颇有喘汗厥脱之虑。夫温邪为病，隶乎手经，肺胃位高，治宜清肃。痰随气涌，化痰以降气为先；气因火逆，降气以清肃为要。姑拟一方，备候高明酌夺。

鲜石斛　射干　杏仁　象贝　沙参　苏子　桑皮　沉香
芦根　竹油冲服　冬瓜子　枇杷叶　姜汁

**渊按：**议论明晰，最宜学步。方中沉香易黄芩则善矣。盖热化肺清，不患不降。凡诸清肺药皆能降气，沉香属木，降肝不降肺耳。

**黄** 舌干而绛，齿燥唇焦，痰气喘粗，脉象细数。无形邪热薰蒸于膻中，有形痰浊阻塞于肺胃，而又津枯液燥，正气内亏，恐有厥脱之变。拟化痰涤热治其标，扶正生津救其本。必得痰喘平，神气清，庶几可图。

羚羊角　旋覆花　葶苈　杏仁　川贝　鲜石斛　元参　茅

根　竹油　沉香　代赭石　苏子　姜汁　枇杷叶　滚痰丸三钱
人参汤送下。

又　头汗淋沥，痰喘不止，脉形洪大，面色青晦，舌红干涸，齿板唇焦。此少阴阴津不足，阳明邪火有余，火载气而上逆，肺失降而为喘，症势危险，深虑厥脱。勉拟救少阴之津，清阳明之火，益气以敛其汗，保肺以定其喘，转辗图维，冀其应手乃妙。

大生地海浮石拌捣　洋参　牛膝　五味子　石膏　桑皮　川贝　炙草　麦冬　人参一钱，另煎冲

陈粳米煎汤代水。

**渊按：** 脉形洪大，合之头汗面青，上实下虚大著。从补下纳气之中，想出清热救津之法，故能应手。人参、石膏、粳米，救肺清热，亦所以救肾也。

又　汗稍收，喘稍平，脉大稍软。但气仍急促，心中烦躁，舌红干涸，齿垢唇焦。津液犹未回，虚阳犹未息，上逆之气犹未降，虽逾险岭，未涉坦途。今少腹似有透瘄之象，是亦邪之出路。仍拟救少阴、清阳明，再望转机。

大生地蛤粉炒　洋参　沙参　元参　麦冬　鲜生地　牛膝　通草　豆卷　五味子　竹叶　枇杷叶

陈粳米煎汤代水。

**渊按：** 前方应手，此即头头是道。通草、豆卷，淡渗泄表，恐其耗津。不必虑邪之不去，津气回而邪自不容矣。

又　阴津稍回，气火未平。仍宜步步小心，勿致变端为幸。

大生地　洋参　沙参　元参　泽泻　麦冬　天竺黄　鲜石斛　石决明　茯神　芦根

**张**　温邪两候不解，脉形洪大中空；神昏蒙而如醉，舌淡

红而无苔。与汤亦不却，不与亦不讨；呓语如呢喃，叮咛重复道。昨日用芳开，神情略觉好。然凭症而论之，乃津枯而液燥。是必甘寒润燥生津液，俾得气化津回方保吉。聊立方法以备参，候高明以商夺。

大生地　鲜石斛　沙参　茯苓　麦冬　羚羊角　鲜生地　竺黄　甘蔗汁　芦根尖

**渊按：** 案语清华，方法简洁，非学识兼到者不能。

**许**　温邪内蕴，痰浊上泛。壮热无汗，神识模糊，气逆痰多，舌腻尖红，大便不通。势防厥脱。

羚羊角　葶苈　杏仁　川贝　竺黄　黑山栀　蒌仁　枳实　豆豉　菖蒲　滚痰丸三钱

此方效。

**渊按：** 实热挟痰，滚痰丸甚合，煎方亦好。

**吴**　温邪五日，舌苔干黄，壮热无汗，胸腹板满硬痛，手不可近。此属结胸。烦躁气喘，口吐涎沫。防其喘厥。

黑山栀　豆豉　蒌仁　川连　杏仁　生大黄　葶苈　柴胡　枳实　淡芩　元明粉　皂荚子

凡结胸症，烦躁气促者死。此方是大柴胡汤、大小陷胸、栀豉合剂。

**渊按：** 烦躁无汗而有气喘者，柴胡不可用。用柴胡仍蹈前人治伤寒之故辙也。幸有硝、黄、连、杏主持其间，否则坏矣。

**又**　下后结胸之硬满已消，而烦躁昏狂略无，定刻舌苔干燥，渴欲凉饮，壮热无汗。邪气犹在气分。以苦辛寒清里达表，冀其战汗无变为妙。幸其壮热无汗，可冀战汗。若汗出而仍壮热，则内陷矣。此方三黄石膏汤、鸡苏散与栀豉合剂。

**又**　战而得汗，脉静身凉，邪已解矣。舌黄未去，胃中余浊未清，尚宜和化。

川贝　赤苓　豆豉炒　连翘　黑山栀　通草　滑石　枳
壳炒　竹茹

凡战汗后，脉静身凉，用方大法，不外乎此。

**严**　病后元气未复，温邪乘虚窃发。初起即便壮热神糊，
舌干，肩膊胁肋疼痛。今方二日，邪未宣达，已见津涸之象，
其为重候可知。当此论治，是宜达邪以解其表。然叶氏云：初
起舌即干，神略糊者，宜急养正，微加透邪之药。若昏愦而后
救里，有措手不及之虞矣。

北沙参一两　牛蒡三钱　杏仁三钱　焦曲三钱　黑山栀钱半
豆豉三钱　连翘三钱　竺黄一钱　枳壳一钱　茅根一两　鲜薄荷
根五钱

**渊按：**深得叶氏心传。

**孙**　营阴素亏之体，感受温邪，病起肢麻寒热，旋即便泄
神糊。今交七日，脉数而洪，舌燥齿干，心荡气促。阳明之火
方炽，少阴之阴已涸。又腹硬痛，大便三日不通。积聚于中不下，
气火尽浮于上。似宜通降为先，然阴津大涸，不得不先养其津。
姑拟一方备商。

鲜生地一两四钱　北沙参二钱　磨苏梗五分，冲　杏仁三钱
天竺黄钱半　茯神三钱　麦冬五钱　川贝三钱　雪梨汁一杯，冲
枇杷叶三片

**渊按：**先养正救津，斯为老眼无花。

**又**　津回舌润，汗出甚多，热势亦退。惟心烦不寐，大便
不通。仍以前方加减。

前方去苏梗，加细生地一两、天冬三钱、麻仁三钱。

**蔡**　温邪发斑透疹，总在肺胃两经。邪热郁蒸，从里达外。

血分热炽则发斑，气分热炽则发疹。邪从外入，由气传营。热自内出，由营达气。此症胸前先发斑点，身未觉热，数日之后，始发寒热，续布痧疹。似乎营分先有伏热，而后温邪凑集，肺胃受病，始见咳嗽寒热等症。然斑已将化，疹已透齐，即有余邪，清之解之可已，乃反脘[①]痞烦闷，气升恶心，喉痛难咽，其故何欤？良以怀孕八月，适当太阴、阳明养胎之候，邪热甚于肺胃，胎气失荫而上逆，由是胸高气逆，烦躁不得卧，岂非病虽由热，而实乃胎气上冲所致也。为今之计，清解肺胃温邪，以化斑疹热毒，是为正治。然燎原之下，液灼津伤，亦必养其津液。胎气上升，为变最速，尤要先平胎气。肺主一身之气，又必降其肺气。肺气降而得卧，胎安不上冲，庶无喘厥之虞矣。

鲜生地一两　淡豆豉三钱，同鲜地研　川贝母三钱　磨苏梗五分，冲　磨犀角五分，冲　磨郁金五分，冲　纹银一两，先煎　元参二钱　白薇三钱　竹茹一钱　野苎根五钱　枇杷叶三片，去毛

又　温邪上受，自气传营；而化火上炎，由胃及肺。喉属肺经，咽属胃经，凡咽喉之症，属实火者多，因肺胃之阳盛。肾脉循喉，肝脉绕咽，系虚火者，始关肝肾之阴亏。是其大略也。此症乃斑痧之后，喉痛色赤，全由邪火炽张。图治之方，犀角地黄，不出甘寒清解。昨吐红痰，无非气火熏蒸。今观脉色，已觉神清爽朗。喜逢知己，共斟酌而揣摩，幸谢主人，转忧疑为欣慰。立夏恰今朝，病能减而即是退；怀麟当此疾，胎不动即是安。大便才通，亦是转机之兆。小心调理，冀无欲速之讥。略泐数行，伏希哂政。

---

① 脘：原作"胸"，据集成本改。

犀角　羚羊角　川贝　鲜石斛　元参　知母　鲜生地　麦冬　枇杷叶

金银花露、绿豆皮煎汤，与燕窝汤相和频饮。

又　夫温邪燔灼之余，余热固未能净；肺胃燎原之下，阴津必受其戕。养阴不在血，而在津与汗，叶氏之名言。安胎须顺气，阴火忌上冲，妇科之要论。此症儿及两候，温痧既退，安得邪火复炽？喉肿既消，何以燥痛复盛？所以然者，胎当七八月之间，正肺与大肠司养之际，肺肠相为表里，肺主气而大肠主津，肺受火淫，燥热移于大肠，大肠当养胎之际，遂移热于胞络。《内经》云：人有重身，九月而喑，是胞之络脉绝也。胞脉者，系于肾而络胞胎。今热上迫肺，故音哑、咳嗽而喉复痛也。按此段经文，明指胎中阴火，当九月中期有此音哑一症，教人勿亟治之，惟恐伤其胎气耳。兹方八月，即得音哑咳频，岂非殃及池鱼之谓欤！今以甘凉生津治其上燥，参入咸寒以降阴中伏火，经所谓"热淫于内，治以咸寒"是也。须知治病要察机宜，养阴而火自降，指久病虚羸而言。火退而阴自充，乃暴病未虚之症。先辈有提其要曰：暴病多实，久病多虚。是其义也。然欤否欤，仍候华先生裁正。

北沙参一两　川贝去心，勿研，三钱　元精石三钱　知母三钱，秋石煎汤拌浸　蝉衣一钱，去翅足　大豆卷三钱　元参三钱　天花粉三钱　枇杷露冲服，一杯　野苎根三钱　赤苓三钱　生甘草四分　纹银五分

改方加羚羊角钱半、鲜生地七钱、黑山栀钱半。

**渊按：**伏温由内达外，由里传表，从少阴而出太阴，所以退而复来，轻而再重，不尽由乎胎热。疹属肺，肺主一身之表。斑属胃，胃为万物所归，温邪每从两经而达也。胞络者，乃胞

门子户之胞，非心胞络。胞络系肾，少阴之脉贯肾，上入喉中，热邪由少阴上干喉中，故音哑，甚则喉痛。

**鲍**　半月不大便，症交十二日，神昏舌煤，齿垢干枯。阳明邪火极炽，少阴阴液已亏，肠中宿垢不下，邪热无从出路。不下恐火盛劫液而痉厥，下之恐亡阴而呃脱。极难着笔，姑备一方。

犀角　鲜生地　生大黄　茯神　当归　菖蒲　大生地　连翘　枳实　麦冬　竺黄　元明粉

**渊按：**一面养阴彻热，一面通腑，最稳当。硝、黄宜轻用。

又　便解三次，神气稍清，舌煤已化。今拟生津。

鲜石斛一两　川贝二钱　茯神三钱　元参三钱　生甘草五分　麦冬三钱　竺黄钱半　竹茹一钱　北沙参一两　大生地一两　甘蔗皮一两

**沈**　阴虚之体，感受温邪，反复。今交九日，神识时迷，舌满碎腐，脉象渐沉。防其昏厥，备方候致和先生哂政。

犀角四分，磨冲　连翘三钱　丹皮钱半　瓜蒌仁三钱　鲜生地五钱　元参三钱　竺黄钱半　鲜薄荷根一两

另　珠子三分、血珀四分，研细末，芦根汤送下。

又　照前方去蒌仁，加大生地、生洋参、沙参、麦冬。

又　阴津大亏，痰火炽盛，内风暗动，痉厥将至。煎药不肯沾唇，姑以汤方备试。

参须一钱　川贝二钱　石决明八钱　杏仁三钱　芦根一两　竹油三十匙，冲　麦冬三钱　羚羊角钱半，先煎　雪梨汁一杯，冲　蔗汁一杯，冲

又　症势稍转机。仍候济慎先生裁正。

羚羊角　鲜生地　大生地　天冬　麦冬　鲜石斛　北沙

参　石决明　西洋参　钩藤　芦根　竹油　茯神　蔗汁　梨汁　淡姜汁　生甘草　元参二味，济慎先生加

渊按：数方养阴则有余，泻火尚不足，致有下文邪热逗留之弊。

又　照前方加元精石，备候济慎先生裁正。

大生地　川贝　鲜石斛　石决明　元参　丹皮　麦冬　生洋参　北沙参　芦根　甘蔗汁

又　腑气不通，阳火不降，阴津不升。元气虽虚，不得不通其腑。

大生地八钱　鲜石斛五分　北沙参一两　元参三钱　知母钱半　生大黄三钱　当归三钱　生洋参三钱　麦冬三钱　芦根一两

洪　温邪初起，胸闷头痛，发热有汗。先宜凉解。

牛蒡子　豆豉　黑山栀　连翘　桔梗　橘红　荆芥　杏仁　薄荷　芦根

秦　发汗太过，津液内夺。昨日生津以达邪，汗虽未出而疹点已化，热虽未退而脉象稍和，是佳兆也。苔煤而不甚燥，神糊而有时清，犀角地黄虽可用，然大势无变，方亦无事更张，仍照前方加味。

北沙参一两　竺黄钱半　鲜石斛一两　连翘三钱　麦冬三钱　茯神三钱，朱拌　生甘草四分　元参三钱　茅根一两，去心　灯心三尺，朱拌　九节菖蒲八分

渊按：神糊苔煤，鲜石斛可用，北沙参不可用。虽养肺阴，究嫌补肺助痰，麦冬亦然。此老好用二物，瑕瑜并见。

张　久患便血，阴气先伤于下。今感温邪挟积，肺胃之气阻室。上喘下泄，发热口渴，舌绛如朱，额汗不止，遍体无汗，脉小数疾。厥脱险象，勉拟一方备正。

葛根一钱　黄芩钱半　石膏三钱，薄荷同研　赤苓三钱　黄连四分　杏仁三钱　牛蒡元米炒，三钱　生甘草四分　枇杷叶三片

上药用水两盏，煎至一盏。

另用　人参一钱、麦冬钱半、五味子五分，炒、生地四钱、阿胶二钱，蛤粉炒，用水两盏另煎，煎至半盏，冲和前煎，徐徐服下。

此为复方法。病系温邪，而阴虚欲脱，故立此法。凡暴喘多实，而壮热舌干，宜从清解。惟久患便血，今更下泄不止，所谓喘而不休，泄痢不止，水浆不入者，不治。故不得不救其阴，希图万一。

**渊按：**阴血既耗于下，脾气复伤于中，故一感温邪而上喘下泄。泄为脾陷，喘为肾逆，两脏不守，厥脱易易。头汗者，阴不守而阳越也。身无汗者，阴液虚而气不能化也。舌绛如朱，胃阴亏而心火炽。脉小数疾，阴血虚而邪火伏。两方颇有心思，惟葛根嫌升发，牛蒡嫌泄肺。盖阴阳两虚，中气不守，气虽陷，不可升，汗虽无，不可发，急急顾虑中气阴液，犹恐不及。然肯用心如此，敬服之至。

**幼**　阳明热邪充盛，遍体发出紫斑，鼻血龈碎。急与清解，防内陷。

犀角　石膏　薄荷　茜草　丹皮　鲜生地　连翘　紫草　元参　茅芦根

**仁渊曰：**温邪一证，前人每与伤寒混同论治。自喻嘉言始力辨其非，然犹不能跳出。至叶天士乃别开生面，吴鞠通继之，温热之治始大昌明。然非前人之误，前人亦为古人所误也。一误于《内经》：热病者，伤寒之类也。遂谓伤寒即温病，温病即伤寒，漫无分别。再误于王叔和集仲景《伤寒论》，以温病挽

入伤寒之中，以为温热乃伤寒之变证，至后人有春变为温，夏变为暑之说，其实伤寒与温热，相去霄壤。然温病亦非一端，有冬温、春温、冬温春发、风温痧疹、湿温之别。风温痧疹即春温一类，以感春令贼风，伤其皮毛，内合于肺，引动伏温，故见证咳窒气粗，或发痧疹。病在肺胃气分，宜辛凉轻泄上焦，不可用重剂及血分药。若冬温、春温轻者，亦在肺胃，咳窒气促。重者，或发自少阳、少阴，甚有涉厥阴者，由其阴精先虚，邪热蓄伏于虚处，其机一发，少阴阴精先已告困，液涸劫津，昏痉颤振接踵而至，起而腰痛胁痛，有汗不解者，不可轻视。盖腰为肾府，胁乃少阳经络游行之地，肾水不足，木火炽张故也。吾吴地处温下，湿动最先，冬温挟湿者少，春温已有挟痰、挟湿，湿温乃湿热相合。清其热尤须开其湿。清热用苦泄凉润，开湿不得不佐辛通淡渗，而化燥者即不合。盖湿从热化，见热而不见湿矣。温邪以验舌为先，不可动辄发汗。有汗固不可再发，即无汗亦宜视其津液何如。若热盛液亏，妄汗最易昏痉，轻则咳窒气促，重则口鼻出血。辨六经与伤寒同，治法与伤寒大异。自汉唐及元明，多以伤寒之方治温热，虽经叶天士等大畅厥旨，然乡曲之士，遵师传而日读《汤头》《医宗必读》等书，仍以羌、独、柴、前为发表套剂，其祸尚未息也。

## 暑邪门

**温**　暑邪挟积，身热腹痛，先与疏达。

香薷　川朴　花槟榔　砂仁　藿梗　苏梗　赤苓　焦六曲　陈皮　通草

又　腹痛拒按，当脐有块，壮热无汗，舌苔黄腻，气升烦懊。防其发厥。法以表里两解。

柴胡　淡芩　枳实　赤苓　赤芍　半夏　元明粉　生大黄

又　投大柴胡汤法，下出碎块溏粪两次。腹痛不减，烦懊不安，气升呕逆，舌苔黄燥。食积填塞阳明，暑邪内走厥阴。防其昏厥。拟以泄厥阴，通阳明。

川连吴萸炒　楂炭　淡豆豉　黑山栀　瓜蒌仁　当归龙荟丸三钱，绢包煎　枳实　苏梗　木香三味磨冲

外敷方　葱一把　盐一杯　丁香一钱　飞面三钱

打烂，敷痛处。

此四磨饮合小陷胸、栀豉、左金合剂。疏通气分，泄肝化积。再用外敷法，其气有不通行者乎！

**渊按：**暑必挟湿，湿为阴邪，最能阻碍阳气。故暑湿病多脘腹痞痛，积滞内阻，暑湿之不化，实由气机之不通。下而痛仍不减，乃未得辛通之药，中焦痞滞未去耳。

丁　暑乃郁蒸之热，湿为濡滞之邪。暑雨地湿，湿淫热郁，惟虚者受其邪，亦维素有湿热者感其气。如体肥多湿之人，暑即寓于湿之内；劳心气虚之体，热即伏于气之中。于是气逆不达，三焦失宣，身热不扬，小溲不利，头额独热，心胸痞闷，舌苔黄腻，底绛尖红，种种皆为湿遏热伏之征。邪蕴于中，不能外达，亦不下行，颇虑内闭之变。拟以栀豉上下宣泄之，鸡苏表里分消之，二陈从中以和之，芳香宣窍以达之，冀其三焦宣畅，未识能奏功否。

淡豆豉　黑山栀　通草　半夏　菖蒲　鲜荷叶　六一散薄荷　赤苓　竹茹　蔻仁研，后下

吴　劳碌之人，中气必虚。暑湿热秽浊之气，自口鼻吸入气道，满布三焦，虽舌苔满布，而胸无痞闷，非邪伏膜原之比。

重浊之药，徒伤中气，与湿热弥漫之邪无益。今交五日，神气似清而浑，恐其过候有耳聋、神迷、呃逆等变。为治之法，且以芳香理气逐秽再议。

刀豆子　郁金　泽泻　石菖蒲　杏仁　瓜蒌仁　陈皮　滑石　香薷　桔梗　北沙参　赤苓　藿香　佛手　鲜荷叶　鲜佩兰叶

**顾**　久处南方，阳气泄越，中脏常寒，惯服温补。现患温疟，及今旬日。舌尖已红，根苔满白，便泄稀水，兼有蛔虫，渴不欲饮，口中甜腻，皆是湿遏热伏之象。就锡邑治法，葛根芩连是主方。若合体质而论，似宜温中渗下，清上解肌，拟用桂苓甘露法，试服之以观验否。

生石膏三钱　猪苓三钱　泽泻钱半　肉桂三分　滑石三钱生茅术一钱　茯苓三钱　藿香一钱　通草八分　木香四分

**又**　照前方加北沙参五钱。

**丁**　咳嗽已久，近患时温之后，原气未复，又感暑风，闭其汗孔，身复发热。法当先理暑风，用轻剂宣上。

桑皮　苏梗　杏仁　川贝　橘红　茯苓　冬瓜子　竹茹

此虚而挟邪，暂用轻扬表法，未便着手。

**蒋**　三疟日久，又感暑风，咳呛痰血，热势变乱。且以解暑，清肃肺胃。

香薷一钱　北沙参五钱　冬瓜皮三钱　六一散四钱　神曲三钱青蒿钱半　杏仁三钱　丹皮钱半　桑叶钱半　白扁豆三钱　枇杷叶二片

**渊按：**咳呛痰血，肺阴、肺气已伤，虽有表邪，香薷用宜斟酌。

**李**　暑邪内闭，恶寒发热，脉象不达，口不能言，先有咳嗽，此肺气闭塞。拟开而达之。

射干五分　桔梗一钱　连翘三钱　豆豉三钱　杏仁三钱　象贝三钱　香薷一钱　橘红一钱　菖蒲五分　竹茹一钱　牛蒡子二钱　玉枢丹四分，磨冲

**安**　连日烦劳忧虑深，暑邪伤气易归心。神昏，脉数细而沉，病危甚。邪闷心包，如火如焚。舌色干黄唇齿燥，耳聋便泄津枯了，三焦皆病须分晓，究治疗，河间热论宜参考。

鲜石斛　竺黄　连翘　菖蒲　赤苓　北沙参　通草　益元散　茉莉花　竹茹　薄荷叶　芦根　鲜荷叶　紫雪丹另调服

**李**　暑湿阴分之气，从口鼻肌表而入，寒热，便泄，头胀。拟芬芳逐秽，分消湿热方法。

藿香　川朴　焦六曲　半夏　茯苓　陈皮　泽泻　大腹皮　砂仁　通草

**仁渊曰：**两日相合而成暑字，暑为阳邪，行役道途，力作田间，辛苦于烈日之中，受天地炎热之气而病者，名曰伤暑。此外飡凉袭冷，乘风露卧，皆因避暑而感受寒风冷湿之邪，虽病在暑天，名曰暑湿，其与伤炎热之暑不同，不得以暑邪名之。前人有阴暑阳暑之论，皆蛇足也。然盛暑之时，反多阴寒之病者何？盖天地之化，盛极则变，六阳尽泄，一阴早寓乎其中，地上则热，地下已寒，人身小天地，何莫不然。且湿土司令，湿浊为盛热蒸腾，湿热相合，最易感病，故四时之病，惟盛夏为杂，寒湿、热湿、霍乱、泻痢、痧秽、暑风，名目不一，随其所感与其人之本体而变焉，要皆暑天兼有之证，非伤暑热之正病也。然证虽挟杂，要不离太阴阳明脾胃两经。试思夏令用药，不外芳香、辛淡、苦泄，虽有治心，治肺，治肝胆、膀胱，用寒、用热之不侔，莫不为中焦脾胃开脱，不但湿土司

令主气使然，以脾胃属土，喜燥恶湿，暑天之病，无有不挟湿耳。

## 伏暑门

**李** 暑湿先伏于内，凉风复袭于外，交蒸互郁，皆能化火，湿遏热伏，其热愈炽。故其为疟也，先寒后热，日轻夜重。经旨所谓：先伤于热，后感于寒。喻氏所谓：阴日助阴，则热减而轻，阳日助阳，则热甚而重也。夫疟之发，必从四末始，既必扰及中宫，故心胸烦躁，中脘痞塞。又必先呕吐而泄泻，泻已乃衰，腹中犹胀。所以然者，热甚于中，蒸熏水谷之湿上泛，而复下泄，热势得越，烦躁乃安，余湿复聚，故仍作胀也。今当疟退，脉弦带数，舌苔白腻，小溲不爽，本有胃寒，痰浊素盛，虽从未得汗，表邪未解，而病机偏重于里，法从里治。大旨泄热为主，祛湿兼之，解表佐之，是亦表里分消，三焦并治意。

葛根　淡芩　川连　甘草　苍术　川朴　橘皮　藿香　菖蒲　赤芩　泽泻　薄荷　滑石　郁金　竹茹

**渊按：** 泄泻呕吐，乃兼有之症，非必有之症，由暑湿秽浊郁遏中宫，太阴失升，阳明失降，不克分化使然。

**杨** 年过花甲，病逾旬日，远途归家，舟车跋涉，脉沉神昧，舌强白，中心焦，身热不扬，手足寒冷，气短作呃，便泄溏臭。是属伏邪挟积，正虚邪陷之象。深虑厥脱。

大黄　人参　制附子　柴胡　半夏　茯苓　陈皮　淡芩　泽泻　当归　枳实　丁香　柿蒂　竹茹

**渊按：** 虚象、实象杂沓而至，立方最宜斟酌，如无实在把握，还从轻面着笔，否恐一误不可收拾。

又　症尚险重，再望转机。

桂枝　柴胡　人参　白芍　川连　半夏　枳实　丁香　陈皮　蔻仁　炙甘草　竹茹

又　伏暑化燥，劫津动风，舌黑唇焦，鼻煤齿燥，神昏，手指牵引。今早大便自通，据云病势略减。然两脉促疾，阴津消涸，邪火燎原，仍属险象，恐其复剧。

犀角　羚羊角　鲜生地　元参　芦根　钩藤　鲜石斛六一散　沙参　连翘　通草　天竺黄　枇杷叶　竹叶　珠黄散另调服

**陆**　外有寒热起伏之势，里有热结痞痛之形。上为烦懊呕恶，下则便泄溏臭。此新邪伏邪，湿热积滞，表里三焦同病也。易至昏呃变端。拟从表里两解，佐以芳香逐秽。

柴胡　生大黄　淡芩　枳实　半夏　川连　瓜蒌皮　赤苓　郁金　菖蒲　蔻仁

又　投两解法，得汗得便，竟安两日。昨以起床照镜，开窗看菊，渐渐发热，热甚神糊，两目上视，几乎厥脱。逮黄昏，神渐清，热渐减，脉沉不起。据述热时舌色干红，热退舌色黄腻。

此乃湿遏热炽，将燥未燥，将陷未陷，但阳症阴脉，相反可虞。勉拟河间甘露饮，涤热燥湿之中，更藉桂以通阳，苓以通阴，复入草果祛太阴湿土之寒，知母清阳明燥金之热。

甘露饮去滑石、白术，加茅术、草果、知母、姜汁、葱白头。

**某**　暑邪内闭不达，神糊舌白，恐其昏厥。芳香透达为宜。

鲜藿香　天竺黄　菖蒲　赤苓　连翘　益元散　郁金　竹

茹　泽泻

另　至宝丹一丸，菖蒲汤化下。

又　暑湿内蕴，热势起伏，胸痞泄泻，神糊心跳，经行未止。乃正虚挟邪，虑其晕厥。据云腹胀恶心，且宽中理气。

太无神术散去草，加茯苓、泽泻、苏梗、葛根、淡芩、党参、柴胡、砂仁、通草、竹茹。

某　怀孕六月，感暑热伏邪，恶心懊侬。炎天居舟，防其晕厥堕胎。

青蒿　大腹皮　半夏　赤苓　川朴　淡芩　焦六曲　苏梗　陈皮　鲜佛手

某　暑湿热阻滞阳明，积垢虽下，尚未尽净。夜间热甚，神识沉迷。所虑津伤化燥等变。今以生津、泄热、化浊佐之。

鲜石斛　赤苓　连翘　香豉　瓜蒌仁　天竺黄　淡芩　山栀　菖蒲　竹茹

某　伏暑为病，湿热居多，阴虚之体，邪不易达，此其常也。然阴虚大有轻重之分，须知此症虚亦不甚，邪亦不多。耳鸣眩悸，口渴胸痞，微寒微热，脉形弦数。未便大补，亦不可重剂攻邪。但得脉情无变，可保无虞。

洋参　半夏　茯神　甘菊花　蔻仁　青蒿　陈皮　钩藤　刺蒺藜　秫米　豆卷　竹茹

胡　伏暑三候，神糊呃逆，手肢微痉，痰多舌白，渴不多饮，音低，脉大而虚，殊属棘手。今日忽周身干燥而痒，烦躁不安。细询病原，从未得汗。按仲景云：汗出不彻，身痒如虫行皮肤中，久虚故也。吴又可云：发根燥痒，心烦如灼，名曰药烦，中气虚也。《金匮》云：声如从瓮中出，是中气之湿也。又按《内经》：言微音低，谓之夺气。由此推之，明是中虚浊恋，液涸痰蒙，势极凶危。惟有和中宣化，听其胃气自为敷布，以冀万一生机。

洋参三钱　橘饼三钱　甜杏仁三钱　豆卷五钱　蜜梅一枚
北沙参三钱　麦冬三钱　枇把叶蜜炙，二片　姜汁少许

上方取辛甘化浊，酸甘化液。考又可药烦条中，重用人参、生姜，和中宣化，法有来历。

某　营阴素亏，伏邪晚发，热势起伏，心嘈胸闷，舌心光红，边薄白。疟邪初起，势防加重。

豆豉　赤苓　半夏　沙参　桑叶　青蒿　黑山栀　陈皮
淡芩

某　症经九日，热势起伏，神糊，舌干黑。此伏邪壅遏，劫液入营之势也。高年最易昏痉之变。

鲜生地　天花粉　黑山栀　犀角　菖蒲　香豆豉　鲜石斛　薄荷叶　连翘　芦根　天竺黄

吴　暑湿伏于太阴①，中焦阳气不化。神蒙若寐，身热不扬，肢冷脉濡，手指牵引，舌根牵强，风痰阻络之象。服过通阳益阴，云蒸化雨之法，病亦无甚增损。然舌苔灰白厚指，口泛甜味极甚，中宫有浊，阳不舒化。仿缩脾饮醒中化湿浊。浊化则口甜减，阳舒则蒙昧清。

党参　乌梅　淡干姜　草果　炙甘草　砂仁　茅术　大生地　茯苓　生姜　大枣

渊按：据舌苔、口甜而论，湿痰阻遏中宫，阳不舒化无疑。党参、乌梅、生地，酸甘助阴腻膈，大不相宜，矛盾一至此乎！手指牵引，虽属木燥土虚，肝风内动，当此上中焦湿痰蒙

---

① 阴：原作"阳"，据山房本改。

闭，肺胃气机不能舒布，即欲养阴，如胃气不化何！治病当先急者大者，若头痛医头，便为庸手。

**赵** 高年元气素亏，未病以前，先已倦怠乏力，微觉咳嗽。五六日来加以发热，热势起伏，是有新邪乘虚而袭，引动伏邪晚发也。今诊脉小数而虚，干咳欲呕，舌边光红，根苔白措，热甚无汗，津枯邪恋，虑其化燥神昏。

北沙参 苏子 青蒿 杏仁 川贝 牛蒡子 前胡 橘红 通草 枇杷叶

**吴** 伏邪内蕴为瘅疟，外发为流注。入于肺则喘咳，注于肠则便溏。正虚不克支持，幼孩当此，易致成惊。

青蒿 杏仁 淡芩 泽泻 荆芥 象贝 桔梗 橘红 赤苓 六一散 双钩藤

**童** 伏邪晚发，朝凉暮热，头痛胸闷，舌白无汗，似宜疏达。至于腰痛眼花，其阴内亏，邪不易达，恐致淹缠，宜小心为是。

秦艽 赤苓 青蒿 苏梗 杏仁 甘菊花 枳实 杜仲姜汁炒 豆豉 桑叶

**顾** 病方三日，外无大热，而虚烦懊侬，反复不安，寐则神思扰乱，舌苔白腻，恶心欲呕，腹中鸣响，大便溏泄秽臭。邪积在里，气机不达。用栀、豉以发越其上，陈、朴以疏①理其中，葛以散之，苓以泄之，夏、秫和胃而通阴阳，阴阳交则得寐。明日再议。

**渊按：**起病即是湿痰挟滞阻遏中宫，热郁不达之象，勿谓外热不扬而轻视之。

———————————

① 疏：原作"跡"，据集成本改。

又 伏暑至秋而发，其发愈晚，其伏愈深，故其为病也，大起而大伏，热一日，退亦一日，既非间疟，又非瘅疟。瘅疟则但热不寒，间疟则寒热往来。此症微寒发热，热一昼夜而退，退亦不清，名之伏暑，其说最通。夫暑必挟湿，湿蕴则化热蒸痰，痰不易出，热盛劫津也。身重属湿，烦躁属热，热来口渴，渴不多饮，仍是湿遏热炽见象。舌苔白而干枯，是湿邪在于气分，气虚故湿不易化也。叶氏云：舌白而薄者，肺液伤也。病方八日，邪未宣达，刻下用方，无庸深刻，但须解表而不伤正，去湿而不伤阴，清热而不助湿，生津而不碍浊，中正和平，耐心守服，扶过两候，始冀渐安。

黑山栀 连翘 茯苓 川贝 通草 北沙参 滑石 泽泻 豆豉 枇杷叶 鲜薄荷根

**渊按：**伏邪深重，脾肺气弱，力不足以化达之，故大起大伏耳。

**马** 幼稚伏湿挟积，阻滞肠胃，蒸痰化热，肺气窒痹，是以先泻后咳，继以发热。今便泄已止，更气急痰嘶，肺气阻痹尤甚。法当先治其肺，恐肺胀生惊发搐，其变有莫测耳。

葶苈子三钱 莱菔子三钱 六一散三钱 枇杷叶三片

**渊按：**遏重消痰泻肺，清热化积即在其中。

又 痰气喘逆，平其大半。热势起伏，退而复作。时下多疟，须防转疟。

白萝卜汁一杯、鲜薄荷汁半杯，二味略煎，去渣，加入冰糖三钱，烊化，再以姜汁一滴冲服。

**渊按：**此方更妙。

**何** 伏暑挟积，寒轻热重，已经月余。舌心焦黄，舌边白腻。阳明积热，化火劫津，炼浊成痰，将至蒙闭，至于脘痛拒按。两经攻下，痛仍不减，苔犹未化，非清化不能荡其实，拟用凉膈散加味。

凉膈散　鲜石斛　川连

两下之后，舌心犹然焦黄，故仍可用下法。然舌边白腻，必挟水气，凉膈散中再加半夏亦可。

**陆**　伏邪挟积，但热不寒，头痛鼻血，便泄稀水。热甚于里。拟清里解表法。

葛根芩连汤　豆豉　连翘　枳实　黑山栀

鼻血，便泄稀水，知其为热。不用犀角者，其舌苔白也。不用大黄者，其脘腹按之不痛也。

**李**　伏邪湿热内蕴，三焦气机不达。午后发热，胸闷头胀，尿少无汗。舌苔白腻，脉象软细。拟开上、疏中、渗下，仿河间法。

豆卷　杏仁　陈皮　藿梗　滑石　赤苓　桔梗　半夏　焦六曲　川朴　通草

**胡**　素有痰饮咳嗽，今夏曾经吐血，是肺受热迫也。兹六、七日来，伏暑内蕴，凉风外袭。病起先寒栗而后大热，热有起伏，表之汗不畅，里之热不退。所以然者，痰饮阻于胸中，肺胃失其宣达故耳。舌色底绛，望之黏腻，心苔白厚，如豆大者一瓣，此即伏暑挟痰饮之征，而况气急痰嘶乎！据云廿六日便泄数次，至今大便不通，按腹板窒，却不硬痛，小溲先红浊，今则淡赤不浑，乃湿热痰浊聚于胸中，因肺金失降，不能下达膀胱，故湿浊上逆为痰气喘嗖之候。病机在是，病之凶险亦在是。法当从此理会，涤痰泄热，降气清肺，乃方中必需之事，但清肃上焦，尤为要务耳。

葶苈子　郁金　川贝　杏仁　枳实　羚羊角　胆星　连翘

赤苓　竹油　枇杷叶　滚痰丸入煎绢包

**陈**　余邪余积，留恋未清；元气元阴，消耗欲竭。暂停苦口之药，且投醒胃之方。化气生津，忌夫重浊；变汤蒸露，法取轻清。效东垣以化裁，希弋获以图幸。

清暑益气汤　荷叶　香稻叶

蒸露，每晨温服四、五杯。

**渊按：**汤丸膏散，古人各有意义，非徒具虚文。若变汤为露，法取轻清，惟大邪去而胃气不胜苦药者宜之，此处恰合。

**徐**　热伏心胸，湿蕴脾胃，病起如疟，延今两月。胸中热闷，饮食不思，从未得汗。舌色底绛，苔如酱瓣，此即湿遏热伏之验也。无汗者津液亏，徒发其汗无益也。生津彻热，化湿开胃。胃气敷布，其汗自来。

川连　黑山栀　豆豉　广皮　香薷　麦冬　赤苓　薄荷生姜　六一散

此药煎好，露一宵，早起温服。

**浦**　伏邪挟积，阻塞中宫。疟发日轻日重，重则神糊烦躁，起卧如狂。此乃食积蒸痰，邪热化火，痰火上蒙胞络，怕其风动痉厥。脉沉实而舌苔黄，邪积聚于阳明，法当通下，仿大柴胡例备商。

柴胡　淡芩　川朴　枳实　生大黄　瓜蒌仁　半夏

又　下后热净神清，竟若脱然无恙。惟是病退太速，仍恐变幻莫测。拟方再望转机。

川连姜汁炒　陈皮　半夏　淡豆豉　淡芩　枳实　郁金瓜蒌仁　六神曲　竹茹

病退太速，仍恐变幻，老练之言宜省。

凡下后方法，总以泻心加减，仍用瓜蒌、枳实何也？盖因胸痞未舒，舌苔未化故耳。

又　昨日疟来，手足寒冷，即腹中气撑，上塞咽喉，几乎发厥，但不昏狂耳。此乃少阴疟邪，内陷厥阴，上走心包为昏狂，下乘脾土为腹撑。脾与胃为表里，前日昏狂，病机偏在阳明，故法从下夺。今腹胀，舌白，脉细，病机偏在太阴，法当辛温通阳，转运中气为要。随机应变，急者为先，莫道用寒用热之不侔也。

淡芩　半夏　陈皮　茯苓　熟附子　川朴　丁香　槟榔　草果　白蔻仁　通草

前方用寒，后方用热，随症用药，转换敏捷，不避俗嫌，确是一腔热血。

**渊按：**少阴阴邪，上凌君火，下乘脾土，经所谓：有余则制己所不胜，而侮己所胜。案亦老练，必如此转语，方不为病家指摘，否则虽有热肠，亦招谤怨。

又　投姜、附、达原、神、香、二陈合剂，喉中汩汩痰声顿时即平，腹胀遂松。今脉缓大，神气安和，腹中微觉胀满，痰多黏腻。脾脏阳气虽通，寒热痰涩未化。仍宗前法，轻减其制。

前方去附子、槟榔，加大腹皮。

又　腹中之气稍平，湿热余邪未尽，所以微寒微热，仍归疟象。头胀身痛，知饥能食。法拟疏和，兼调营卫。

二陈去甘草　豆卷　青蒿　秦艽　焦六曲　谷芽　生姜　红枣

**仁渊曰：**暑邪与温邪异，伏暑亦然。当暑感而即发者，为暑邪。暑天受暑湿之邪，不即发，秋后复感凉风，闭其汗孔，欲发不能速发，外则形寒，内则发热，寒热起伏无已，有类乎疟，为伏暑。古人谓往来寒热属少阳。余谓暑湿伏邪，往来寒热，全由脾胃为病。少阳胆甲，因脾胃失化波及之耳。盖脾为阴土，恶湿喜燥，燥则升化，湿郁之而不得升；胃为阳土，恶热喜凉，凉则顺降，热阻之而不得降。升降窒滞，故多胸腹痞闷。木寄土居，土失温凉，木不条畅，必然之势。湿重者多寒，热甚者多热。热则消水而口渴。湿郁于中，又渴不多饮。湿热互蒸，胃浊不化，舌苔每布白腻。底绛者，热为湿遏也；淡白者，湿胜也。化黄、化燥、化灰，热胜于湿，湿亦化燥、化火也。胸腹痞满，板硬拒按，或挟痰挟食，视其人之本体，及所感之轻重，而为变迁论治。初病以苦辛芳淡为正轨，徒为发汗无益。盖苦能泄热，辛能通气，芳可解郁，淡可利水，使中宫郁遏通解，不汗自汗，不便自便，为邪在气分治法。入营则不然，若初入营分，犹可透营就气，仍从气分而解。已陷营分，昏蒙狂吃，犀地、牛黄、至宝之类，亦所必需。劫津化燥，痞结硬满，邪实阳明，救阴通腑，与温邪同治。但温邪从温化火，火退而病解；伏暑从湿化燥，燥去而湿或再来。所以然者，湿虽化燥，终属阴邪，且湿最伤中，中虚而阴湿易生。故清到六七，须为审顾。下法亦有不同。温邪可下宜速，伏暑可下宜缓。温邪下之邪清，伏暑下之邪未必清。温属火，为阳，性速；暑挟湿，多阴，性迟。温邪阳明兼少阴者多，伏暑兼太阴者多也。甚有大便半月不通，胸腹痞满，仍属无形湿热而不可下者。总宜验舌，若厚白而未化黄燥者，虽满亦不可下。下之不但邪势不服，中气大伤，更为难治。须识气通病解四字，其于治伏暑，思过半矣。再者热虽灼而汗少，苔虽燥而灰黄，若渴饮不多，或多而胸痞，凉苦可用，须佐芳香。若龟版、鳖甲、鲜石斛、鲜生地等，清滋沉降宜慎，每见愈投愈燥者矣。其故由暑必挟湿，中气不升化，清滋抑遏，而邪愈不化也。

## 疟疾门

**严** 年届六旬，元气素弱，向有肝气，近患三疟。两月以前，先受伏暑；小愈之后，三疟遂作。脉弦，肝胃尤甚。木胜胃土，恶谷厌纳，痰多呕恶，心跳少寐，便闭溺赤。盖胃气一虚，百病丛生矣。高年虽大便两旬不通，未可以通阳为务。培养中气，启胃化痰，是为扼要。调和营卫，退其寒热佐之。

党参　冬术　茯苓　半夏　陈皮　当归　桂枝　淡芩　枣仁　泽泻　谷芽　鹿角霜　生姜　红枣

上方以六君子汤坐镇中宫，补脾健胃，气运则痰湿自化，气旺则津液自生。合入当归、桂枝，和营散邪。更复鹿角霜之通阳者，以治背独恶寒。再加黄芩以泄热，监制桂、鹿之辛温，使无偏畸，不失调和之义。枣仁安神，泽泻去湿，谷芽醒胃，姜、枣调和营卫，皆佐使之助耳。

**某** 大疟百日，营卫两虚。胃为卫之本，脾乃营之源。胃阳虚则胸腹时痛而吞酸，脾阴虚则经事愆期而盗汗。补脾胃以化其疟痰，和营卫而退其寒热。营卫一和，盗汗自止。

党参姜汁炒　冬术土炒　半夏　茯苓　陈皮　川连吴黄三分，煎汁拌炒　制首乌　白芍桂枝三分，煎汁拌炒　煨姜　红枣

**吴** 三疟一载有余，经停将及两载。腹中胀满，有块作痛。是血先凝结于前，气复阻滞于后，加以寒痰积聚，中气失运。法当先运其中。

六君子去炙草，加木香、当归、川朴、生姜、茺蔚子、红枣。

**石** 三疟久而痰涎聚，肝胆逆而郁火盛，以致发狂。今狂

已退，痰火犹未全除。拟化胃经之痰，平肝胆之火。

半夏 茯苓 橘红 牡蛎 淡芩 川贝 牛膝 鳖甲 白术土炒 竹茹 钩藤

**徐** 盗汗便溏，心脾之病也。脾气不运则便溏，心阴不守则盗汗。大疟日久，寒热仍作，营卫不调。补心脾，和营卫，归脾汤加减治之。

党参 黄芪 冬术 熟地 白芍 砂仁 六曲 枣仁 归身 茯神 木香 牡蛎 浮麦 红枣

**渊按：** 运脾气，补脾阴，和营卫，温督脉，前数方皆虚疟、久疟治法。

**萱** 久患疮疥，湿热浸淫，复因外感暑湿为疟，缠绵不已，变为三疟。诊脉濡小，其湿仍恋，而元气渐伤。虑加腹满，宜早图之。然须安逸忌口为要。

白术 半夏 赤苓 陈皮 大腹皮 川朴 神曲 藿梗 蔻仁 通草 枳椇子

此用正气散去甘、桔、苏、芷，加通草、蔻仁，疏通气分之湿，用枳椇子以解酒湿。

**朱** 厥阴过升，阳明失降，疟成烦闷、痞呕，当变柴胡制而为泻心法，和阳明即所以和少阳也。

川连姜汁炒 半夏 广皮 藿梗 白蔻仁 竹茹姜汁炒

此人舌苔半边白，如水晶粉团，必有痰饮。后于此方中加生姜三片，其呕即止。

**渊按：** 本不当去生姜。若去之，便失南阳制方之义矣。

**庄** 但热不寒，此为牡疟，柴胡桂枝汤主之。

柴胡 桂枝 半夏 伏苓 陈皮 川朴 草果 炙甘草 生姜 红枣

又　疟发间日，但热不寒，口腻多涎，乃寒痰郁于心下，阳气不得宣越故也。

蜀漆　桂枝　半夏　陈皮　茯苓　羌活　菖蒲

另　独头蒜六枚、黄丹六分、雄黄五分，共研末为丸。清晨朝向东，分五服，开水送。

又　舌白胸闷，背寒独甚。拟宣通阳气，以化痰浊。

麻黄汤合二陈汤，加鹿角霜、石菖蒲。

又　疟止，当调胃气。

半夏　茯苓　炙甘草　陈皮　白蔻仁　生姜　红枣

孙　间疟变为大疟。其寒也，三日一作；其热也，日无间断。此卫气不得疏通，邪痹不达，是属卫实而营虚，营虚故内热不止也。拟和营卫以祛邪。

桂枝　白芍　柴胡　半夏　赤苓　天花粉　淡芩　陈皮
生姜　红枣

徐　左脉细弦，肝肾亏也；右脉软弱，脾胃虚也。三疟之后，气血两亏。补肝肾，调脾胃，养气血，必得安逸少劳而后可也。

党参　大熟地　杜仲　枸杞子　冬术　茯神　归身　陈皮
白芍　生姜　红枣

王　三疟止作，延及五年，营卫之不调，脾胃之不和，肝肾之不足，不言可知矣。近今月经频至且多，而有血块，腹反胀满，何也？夫血之与气，犹权衡也。和则平，偏则病，一胜必一负。血去多则血虚，血虚则气旺，非真气之旺也。气无血以涵之，则气肆横而有似于旺耳。盖疟久必伤脾，脾伤则肝亢。脾统血，肝藏血，肝亢则血不藏，脾虚则血失统，故经事频来。而仍有血块者，肝亢则火炽，下焦冲任之血受其迫燥，欲下而不尽下，故凝而为瘀，瘀则结块也。图治之方，藏统肝脾之血而固冲任之经，一层。调其气之肆横而致和平，又一层。是治月事与腹满之法。至于理脾胃，调营卫，又为三疟久缠之治。合而成剂，不出求本之图。

党参元米炒　冬术川朴五分，拌炒　香附醋炒　丹参　陈皮　茯苓　乌药　鳖甲　当归炭　白芍桂枝三分，拌炒　茜草炭　乌鲗骨漂淡　鲜生地渣姜汁炒焦　姜渣鲜生地汁炒焦

鳖甲煎丸十五粒，药汁送下。

**渊按**：因脾气伤而血失统，血去舍空，其气更失所依，故腹益胀满。调养脾气，治胀即所以摄血；润养肝阴，固血即所以涵气。妙在交加散，清血热而不寒滞，通营气而不辛散，其心思识力，超越寻常。若辛香耗气以治胀，苦涩凉腻以治血，则失之远矣。

**叶**　疟为少阳病。少阳者，胆与三焦也。胆失清宁，则烦而不寐；三焦失其输转，故胸闷而大便带溏，口腻味甜。热甚烦闷，热处湿中，故热愈甚也。拟温胆法。

半夏　茯苓　陈皮　枣仁　枳壳　天竺黄　川朴　青蒿　秫米　佩兰　竹茹

**曾**　浴出当风，腠理闭塞，水气舍于皮肤之内，与卫气恋而不化，变为三疟。疟发不透，湿热内走筋络，四肢无力，微微内热，是半虚半实之症。和脾胃，化湿热，通筋络，达肌表，标本兼治。

茅术　半夏　香薷　茯苓　秦艽　独活　泽泻　防风　川朴　陈皮　通草　姜皮　生苡仁

**奚**　三疟发于夜，而渐移至日中，原有自阴出阳之象。今届春深，阳气升发，当助其升举，参以化痰为法。

柴胡　防风　茯苓　丹皮　杜仲　冬术　制首乌　半夏
陈皮　牛膝

**黄**　大疟十番，寒热虽轻，而邪陷入于三阴。治必从中以达外，体质虽虚，未可便投补药，仿王晋三加减达原饮。

柴胡　川朴　半夏　茯苓　当归　草果　川贝　花槟榔
陈皮　红花

**童**　大疟日久，小愈复作，寒热虽轻，其根不断。根者何？水饮痰涎是也。欲治其根，必温中土，用四兽饮加减。

六君子汤加乌梅、草果、蜀漆炭。

**尤**　久疟之后，脾虚木郁，痰阻气滞，胸闷恶心，头眩心嘈，经事不调。拟舒木郁，兼以化痰。

柴胡　石决明　半夏　陈皮　当归　炙甘草　茯苓　丹皮
砂仁　薄荷

**又**　投逍遥合二陈法，木郁稍舒，痰气稍化。今从前法加减。

柴胡　炙甘草　杏仁　冬术　陈皮　半夏　焦山栀　茯神
砂仁

**吴**　疟不离乎少阳，即兼阳明、太阳，亦必使其还返少阳而后已。今预于疟发之前，先用柴胡引入少阳之界，则邪气从枢转出矣。

小柴胡汤去参、枣，加知母、草果、陈皮。

**渊按：** 仲景小柴胡，治伤寒往来寒热，非治风疟往来寒热。风疟与伤寒判若天渊，后人往往借用，积习深矣。风疟早用柴胡，必纠缠难愈，须中焦湿热半化，或秋深邪深乃合。

**又**　疟脉自弦，弦大者为阳，其邪易达。今疟来热势稍轻而短，邪有退机矣。仍从前法。

照前方加沙参、茯苓、通草。

又　疟势渐衰，当和中气，以化痰浊、养心阴，合病体标本而施治也。

沙参　陈皮　麦冬　炙甘草　冬术　半夏　扁豆　枣仁　茯苓　生姜

**渊按：**疟病最忌扁豆，想未知之耳。

奚　三疟变为日作，延来两月有余。今则热发于夜，口干汗少，邪恋营分，其阴已亏。而又胃弱纳少，怀孕半身，恐其正虚不克支持。姑拟和胃、扶正、达邪。

党参　制首乌　冬术　茯苓　川朴　天花粉　柴胡　防风　陈皮　淡芩

丁　三疟久延，营卫两伤，复因产后，下焦八脉空虚。今病将九月，而疟仍未止，腹中结块偏左，此疟邪阻于血络，聚于肝募，是属疟母。淹缠不已，虑成疟劳。夏至在迩，乃阴阳剥复之际，瘦人久病，最怕阴伤。趁此图维，迎机导窍，和阳以生阴，从产后立法。稍佐搜络，以杜疟邪之根。

制首乌　冬术　白芍　杞子　当归　地骨皮　青皮　川芎　香附　乌梅

用四物去地，换首乌，从产后血分立脚。

**另鳖甲煎丸，每日服十粒**

**渊按：**产后阴血固属虚耗，然久疟而至结块，必湿热痰涎，伏膜原未化，此方宜斟酌之。

又　三疟日久，腹中结癖。夏至前和阳生阴，通调营卫，参入搜络方法。节后三疟仍来，但热势已减，癖块略小。然口干心跳，营阴大亏，情怀郁勃，多令化火伤阴。木曰曲直，曲直作酸。疟来多沃酸水，盖肝木郁热，挟胃中之宿饮上泛使然。

夫养营阴须求肝润，理肝郁必用苦辛。久疟堪截，癖块宜消。惟是体虚胃弱，诸宜加谨为上。

党参　冬术　鳖甲醋炒　当归　茯神　枣仁　香附　三棱醋炒　川连吴萸炒　牡蛎　陈皮

**渊按：** 膜原所伏之邪见矣。

又　丸方。

川贝　半夏　知母

共研细末，姜汁、醋各半泛丸。每朝三钱，开水送。

**曹**　劳疟，因劳碌而发。寒热似疟，淹缠不已，虑变疟劳。舌苔白而干燥，胃燥气伤也。法当益气生津，用益气补中意。

党参　黄芪　冬术　炙甘草　麦冬　归身　陈皮　青蒿五加皮　生熟谷芽

**张**　间疟，寒热，舌苔满白。用柴胡达原饮。

柴胡　黄芩　半夏　青皮　花槟榔　草果　川朴　茯苓生姜

舌苔满白，邪伏膜原，必用槟榔、草果。若舌苔白而燥者忌用。

**仁渊曰：** 疟证甚多，所感不同，命名各异，《内经》言之详矣。而诸疟中，风疟最多，经谓：夏暑汗不出者，秋成风疟。乃暑天喜当风取凉，露卧湿地，受冷湿、热湿之邪，不使随汗泄出，秋后凉风闭其汗孔，疟始发矣。前哲云"疟不离少阳"，其实不然。夫伏暑与疟，同一邪耳，寒热间断者为疟，不断者为伏暑。但伏暑虽重于疟，其伏较浅；疟虽轻于伏暑，其伏较深。伏暑邪在太阴、阳明，不涉膜原者多，疟疾涉膜原者多。惟邪伏膜原，所以纠缠不清。膜原二字，古人多未讲明。夫膜在脏腑之外，肌肉之里，乃肌肉之里层皮也，俗名膜盩。原乃经穴，六腑皆有之。经谓：横连膜原。言不但邪在脏腑，并横及于肌肉之里，而伏于膜鬂之原，伏甚深矣。亦太阴、阳明所主。所谓少阳，亦犹伏暑之寒热往来，脾胃升降失职，木郁不达耳。惟脾胃失化，湿浊阻遏，所以疟必有痰，痰即湿饮。故疟发时能呕出黄涎苦水，其愈较易。治能开其中焦，化其湿饮，最为先着。观古人清脾、休疟、四兽等方，无不为开中化痰立法。即久而为疟母，为黄胆、中满，皆湿热痰浊纠结不化，伤其脾胃所致。即各种疟疾，所因不同，所治各异，要不离太阴、阳明脾胃也。脾胃一病，痰湿自生。谚云"无痰不作疟"，其信然欤！

## 痢疾门

**马** 高年下痢，一日夜百余次。舌苔白揩，身热恶心，诊脉细，饮食不纳，痢下五色，皆为忌款。败毒散法初起的是，然须人参扶正和胃。若喻氏痢疾门中，五色噤口，不治者多。尚祈商政是荷。

参须　败毒散　陈米荷叶包　石菖蒲

**苗** 湿伤于下，风伤于上，热处于中。湿挟热而成痢，痢下红血，湿热伤血分也。风挟热而咳嗽，痰稠舌白，风热伤气分也。从手太阴、阳明，一脏一腑立法。

豆豉　荆芥炭　黄芩　薄荷　焦六曲　桑叶　黑山栀　杏仁　桔梗　薤白头　赤芍　通草

**孙** 湿温邪陷厥阴，下痢色紫后重，左脉沉小，右脉弦大，舌黄，晡热。是阳明积热内恋，而木来乘土。高年体虚神怯，防其厥脱。

沙参　川连　白头翁　升麻　淡芩　焦六曲　川朴　通草
楂肉　秦皮　葛根　金银花　白芍　砂仁

又　前方升阳明、泄厥阴，以提下陷之邪。今改用败毒法，祛其邪，从表解，即喻氏逆流挽舟之意也。

人参败毒散去薄荷、生姜，加神曲。陈米煎汤代水。

又　舌苔灰黄，腹痛下痢，是阳明湿热积滞。而倦怠音低，正气大虚，饮食不纳，虑延噤口重症。仍以苦辛寒化肠胃之湿热，而开通其气，冀其谷进热和，痢减为妙。

北沙参　川石斛　川连　木香　石菖蒲　川朴　枳实　滑
石　白芍　淡芩　焦楂肉　陈皮　荷叶　鲜藕

又　下痢不减，胃气略开。病将半月，高年元气内亏，湿热未化，深恐生变。

沙参　淡芩　川连　川朴　枳实　白芍　广木香　木瓜
西洋参　茯苓　通草　荷梗

又　痢将半月，色如败酱，腹痛后重，舌苔灰黄。湿热胶滞，肠胃不和，纳谷殊少。高年防其虚脱。

西洋参　川连　陈皮　六神曲　谷芽　青皮　当归　白芍
地榆炭　淡芩　砂仁　茯苓皮

又　考治痢方法，因于暑湿热阻滞肠胃者，不出苦辛寒药疏通理气。若胃不纳者，谓之噤口痢，九死一生。今高年体弱，胃不纳谷，舌色灰黄，身热腹痛，既不可补，又难用攻，只得宣通化滞，开其胃气。

白头翁汤加枳实、红曲、白芍、青皮、楂肉炭、木香、荷叶蒂、茉莉花蒂、砂仁半生半熟炒研、稻叶。

**某**　红痢日久，脾气必虚，营气必耗。前方理中汤下驻车丸，颇验。奈轻听人言，服红曲、滑石末，致痢复剧。脉迟缓而涩，舌薄白而底绛。渴不贪饮，口恶甜味。素体多湿，今脾阳失运，湿又动于中矣。徐灵胎云：血痢挟湿者，胃风汤最妙。《医归·痢疾门》亦采是法。

八珍汤去地、草，加肉桂、升麻、粳米。

**渊按：** 理中汤温运中阳，驻车丸分导湿热，从脉象迟涩看出。红曲、滑石适与相反。

**李** 久吃洋烟，脉沉而细。病方三日，微寒微热，头略胀痛，昼不痢，痢在夜，是属寒邪；而反色赤者，寒伤营也。当以和营散寒、温通阳气为法。勿与常痢同治。

防风根　白术　陈皮　木香　白芍桂枝三分，煎汤炒　炮姜　砂仁

服二剂愈，应手之至。

**渊按：** 脉细肢寒，昼不痢，痢在夜，乃脾阳不能统摄营阴也。

**蔡** 右脉细弦，木侮土也；左脉细弱，肾水亏也。病由肝气而起，水不涵木也。兹患下痢赤白，木胜土衰，湿热不化也。华先生用补中升阳，参入育阴，从本求治，极有见地。鄙意再参温化，乃兼顾脾肾之阳气也。

党参　茯苓　冬术　归身　阿胶　杜仲　白芍　炮姜　木香　川连　神曲　菟丝饼

**尤** 伏暑挟积，湿热内蕴。胸痞呕恶，发热舌燥。通腑之后，变为下痢，痢色红白腻冻，饮食不纳，虑成噤口。须得胃开谷纳，痢减不呕为妙。高年颇为重症。

川连　淡芩　白芍　陈皮　青皮　茯苓　焦楂肉　川朴　沙参　砂仁　谷芽　玫瑰花

此病两脉虚濡，脾胃元气大弱，似宜参入扶正为善。然下

痢古称滞下，起于湿热居多，早补早敛，往往受累，此河间苦辛宣通腑滞之法，所以为痢门必采之方。若补阴阳，治脾胃，多为久痢而设也。

**宋** 远行伤饥，饮酒伤胃，而成休息下痢。痢经两载不愈，许学士香茸丸最妙。今师其意，变汤服之。

杜仲　菟丝饼　丁香　当归　白芍　炮姜　鹿角霜　木香　茯苓　砂仁

**陆** 《脉经》云：代则气衰，细则气少。多指阳气为言。今下痢而得促脉，脾胃之阳微特着，况形衰畏冷，而小便清长者乎！惟是下痢赤者属血分，腹中痛为有积，立方从此设想，寻其罅而通之补之，亦治病之机巧也。

附子枳实理中汤送下驻车丸。

**薛** 先患红痢，续加以疟，又变泄泻，泻止仍痢，两月有余。脉弦硬，昼无小便，每交子后至辰便痢数次，小溲亦得稍通。此伏暑湿热，蕴于肠胃及厥阴。厥阴之表便是少阳，故先见热痢，后兼疟象，乃厥阴、少阳表里同病也。疟后大便溏泄者，少阳木邪侮土也。泻止而疟痢仍作者，胃气强旺，土不受邪，仍还厥、少两经也。小便少者，阴气亏用[①]渗愈少，当滋其化源也。今清厥阴之热而举清阳，兼益肾之阴，运脾之湿，从白头翁合胃风汤意。

白头翁汤加防风　白术　白芍　五味子　大熟地　茯苓　神曲　谷芽　北沙参。

**渊按：** 议论如秋月寒潭，开后学心思不少。方亦精妙。

**王** 厥阴有寒，肠中有热。少腹冷痛，下痢红黏，身热肢

---

① 用：疑作"则"。

寒，汗出舌腻，恶心不食，虑成噤口。拟辛通厥阴之寒，苦泄肠中之热，用姜萸当归四逆汤加香、连、芩、楂主之。

桂枝　白芍　吴茱萸　炮姜　炙甘草　木通　当归　川连　木香　黄芩　楂肉炭　砂仁

**渊按：**有热深厥深之象，乃湿热积，重遏肠胃气机，不得通化。宜佐通因通用法，使胶黏之邪速去。

**范**　肝胃不和，湿热积滞为痢。痢延半载，仍脘腹胀痛，恶心。治以苦辛泄肝和胃，佐以分消运化。

川连　茯苓　川朴　木香　楂肉　青皮　陈皮　砂仁　赤芍　白芍

另用驻车丸三钱、乌梅丸一钱，相和服。

**又**　痢减腹仍痛，肝胃未和也。现值经来，脉弦，寒热，血虚木郁。拟养血疏肝。

八珍汤去草，加香附、木香、陈皮、神曲、砂仁。

另驻车丸、乌梅丸、归脾丸各一钱，相和服。

**张**　便痢白腻如水晶鱼脑色，小便不利，少腹偏右板窒。诸医以为肠痈，固以相似。然考肠痈为病，有寒有热。《金匮》并出二方，如大黄牡丹汤，苡仁附子败酱散，概可见矣。但此症则属寒积，脉弦紧而数，面色青而不渴，宜用温通。

肉桂五苓散加楂肉、砂仁。

**又**　温通已效，仍从前方加炮姜、木香。

**又**　欲溺不爽，溺后气向下坠，便痢白腻虽稀，然腰尻酸①痛如折。全属阳虚气陷之象。仿东垣参入前法。

西党参　升麻　冬术　肉桂　茯苓　泽泻　炮姜　木香

---

① 酸：原做“痠”，据集成本改。

诃子煨　砂仁　生鹿角

此方连三剂，大便白腻全无，脾胃已开。按此症并非肠痈，乃寒积下痢耳。因诸医皆云肠痈，只得委曲周旋，但从肠痈有寒有热，轻轻转笔，折入温通方法，既不碍医，又与病相合，不得不然之事也。故志之。

**某**　休息痢将及五年，腹中块垒时痛，痢下仍兼干粪。脉弦迟，苔灰白。此虚而有寒积也。《本事方》云：瘤冷在肠胃，泄泻腹痛，宜先取去，然后调理，不可畏虚养病。此症的是。姑拟一方备采。信则服之，疑则勿服。

参须三钱　熟附子三钱　干姜二钱，炒　甘草钱半　当归钱半，酒炒　大黄三钱，酒炒　川朴三钱　枳实三钱，土炒　元明粉二钱

共研细末，蜜水泛丸。每日三钱，砂仁汤送下。

**渊按：** 痢疾湿热未清，早服兜涩，往往延成休息，用温下法，颇为合拍。但大黄分量宜重一倍，否则不但积不去，且不敌姜、附之温燥耳。

**张**　症有变迁，治无一定。痢疾多由积滞，而烟客中气素亏，肾气亦损。小溲不利，肾虚阳气不化也；舌红无苔，肾虚阴津不升也。腹不痛，无积可稽，气下注，清阳下陷，种种虚象，所以淹缠不易奏功。夫有胃则生，古人是训；而大烟伤气，剥削可虞。故烟痢一症，医家难以着手。诸宜自爱，谨慎为上。

熟地炭　白芍　川芎炭　肉桂　泽泻　归身炭　党参元米炒　冬术　茯苓　蜜炙粟壳

**渊按：** 熟地不宜炒炭。

**某**　泄痢白腻，腹不痛，脉沉细。此寒也，宜温之。

吴茱萸　茯苓　木香　陈皮　炮姜　六神曲　焦白术　诃

子 乌药 砂仁

**李** 河间论痢，属热者多。而景岳论痢，属寒者不少。此症腹不甚痛，但肛酸且胀，脉紧肢寒，并不发热，兼素有寒疝，苔白不渴，寒象为多。宗景岳论治之。

吴茱萸 茯苓 炮姜 木香 炙甘草 焦六曲 陈皮 砂仁

**邢** 休息痢必有积，延来两月，近今发热，湿热郁蒸于肠胃，痢色或白或赤。化湿热以运中州，疏积滞以和气血。勿以为日既久，遽投固涩也。

白术 川连 白芍 木香 当归 茯苓 广皮 楂炭 升麻 泽泻 防风

**另** 资生丸、补中益气丸、驻车丸等分，相和一处，每朝服三钱，开水送下。

**徐** 红痢匝月，仍腹痛后重。据云，先曾发热三次。此属中虚表邪传里。现今脉细肢寒，太阴阳气已弱；小便艰难，膀胱气化又钝。拟开其中焦，化其湿热，兼升阳解表，亦表里双解之法也。

柴胡 桂枝 茯苓 泽泻 川连 木香 白术 党参 砂仁 炮姜 炙甘草

**张** 疟后劳碌感寒，疟邪复发，更加红痢后重，此中虚气陷，湿热未楚也。用败毒散。

活人败毒散加神曲、楂炭、陈皮。

**许** 热伏营中，久痢纯血，腰疼腹痛。舌苔薄白，底绛，兼有紫点。此属湿热挟瘀之候。病将一载，法以咸苦通涩兼施。

杜仲盐水炒 阿胶川连炒 川断盐水炒 黄柏盐水炒 地榆炭 白芍 防风根 炙升麻 当归 生熟 砂仁

**又** 投咸苦通涩之剂，诸恙皆减，仍宗前法增损。

原方去黄柏、防风，加熟地、淡芩<sub>醋炒</sub>、荷叶蒂。

**高** 三疟汗少，邪不外达，饮食不节，变增泄泻，今竟下痢红白黏腻。自来体质气虚多湿，最怕淹缠，急宜忌口为要。

羌独活　柴胡　前胡　川芎　花槟榔　莱菔子　陈皮　炙甘草　茯苓　山楂炭　焦六曲　木香　砂仁

**金** 红痢三年，腹左结块，板硬不移，按之则痛，漉漉作声，即便下痢。此瘀凝寒积，久留于肠腑。当以温药下之。

苍术炭　川熟附　枳实炭　地榆炭　茯苓　当归　通草桃仁<sub>炒黑研</sub>　大黄<sub>酒炒</sub>

**仁渊曰：** 洁古芍药汤亦治痢要方，湿热积郁结肠胃甚者，宜通下以开壅塞，使邪不久留，正气不致大伤，何数十证无一及之者，或未遇此等耳。夫痢疾古名肠澼，夏秋湿热居多。邪壅肠胃重而经络轻者成痢，肠胃轻而经络重者为疟疾、伏暑。亦有经腑同病，寒热痛痢并作者，初宜苦辛芳淡通而化之。挟表则活人败毒散。积重痛甚者，因而竭之，洁古芍药汤。病有寒热虚实，药有补泻温凉，非一法所能概也。若噤口不纳者难治。乃湿热伤胃，邪势捍<sup>①</sup>格，绝不思谷，治法虽多，须中气尚有根底，犹或可治。烟痢亦难治，因久吸洋烟，肾精脾气先已告困，迫痢疾一发，势即不支，故诸药不效耳。初起视其正尚可支，急为逐邪，切勿彷徨辗转，三五日后，脏真伤而津气竭，欲攻不能，欲补不可，即棘手矣。若邪正并急，尤宜舍邪顾正，或温补脾胃，或清补气液，佐彻邪一二味，能受即是生机。否恐邪未化而正已脱，但不可早用兜涩，无益而害之。盖

---

① 捍：集成本作"扞"。

兜涩莫过洋烟，洋烟不灵，岂禹粮、石脂、诃、粟、榴皮能为力乎？苟元气津液可恃，邪不自容，痢中自有①去邪，邪化痢止，必然之理。虚不受补者死，且胃气亦不可恃。平人能纳谷者，虽重可治。烟痢脾肾脏真受伤，虽能纳谷，不过稍延时日，待胃败则死耳。盖脾为仓廪，后天之本，肾为先天，二阴锁钥故也。根底一坏，神丹莫挽矣。论脉弦急大者死，缓弱者生，须看其所下何如。若虚坐努责，或紫水败酱，虽腹痛后重，虚象大著矣。切勿再进苦寒伤胃，宜温运脾肾，疏达肝木。木达气升，其痛自止；痢随痛减，胃气亦醒。达木用肉桂最妙，盖甘缓辛通发散为阳，最能畅达郁结也。

## 黄疸门

**王** 两目身体皆黄，小便自利色清。此属脾虚，非湿热也，名曰虚黄。

黄芪一两　白芍三两　伏苓二两　地肤子二两

酒浸服。

**周** 伏暑湿热为黄胆，腹微痛，小便利，身无汗。用麻黄连翘赤小豆汤，表而汗之。

麻黄　连翘　杏仁　淡豆豉　茵陈草　赤苓　川朴　枳壳　通草　六神曲炒

赤小豆一两，煎汤代水。

**朱** 湿热内走太阴，遍体发黄，肌肤粟起，小便黄赤。与茵陈栀子柏皮汤。

---

① 自有：集成本作"亦自"。

茵陈　连翘　赤苓　大黄　泽泻　黑山栀　黄柏　淡芩
通草

**曾**　脉形乍大乍小，面色暗晦不泽，似有一团阴气阻遏于中。苔黄而湿，腹满足肿，小便黄赤，又有湿遏热伏之形。色症合参，是属女劳黑疸。变为腹满，在法难医。姑拟泄肾热以去脾湿，仿《金匮》法。

东瓜皮　桑白皮　地骨皮　生姜皮　黄柏　川朴　茵陈
陈大麦柴煎汤代水。

**施**　三疟止而复作，腹满平而又发。今目黄脉细，面黑溺少，防延黑疸。然疸而腹满者难治，姑与分消。

制附子　大腹皮　陈皮　麦芽　绵茵陈　赤苓　滑石　焦山栀　通草　瓜蒌皮

**渊按：**疸而腹满，前人未言其故。余谓肝脾脏气两伤，木土相克也，故难治。

**又**　面色黧黑，腹满足肿，脉沉而细。此脾肾之阳不化，水湿阻止于中，证势甚重。且与通阳燥湿。

四苓散加肉桂、川朴、陈皮、大腹皮、焦六曲、细辛、香橼皮、麦芽。

**黄**　面黄无力，能食气急，脱力伤脾之证也。用张鸡峰伐木丸。

皂矾一两，泥土包固，置糠火中，煨一日夜，取出，候冷，矾色已红，去泥土净　川朴五钱　茅术一两，米泔浸，切，炒　制半夏一两　陈皮二两，盐水炒　茯苓一两　炙甘草五钱

共研细末，用大枣肉煎烂为丸。每服二钱，开水送。饮酒者酒下。此方颇效。

**仁渊曰：**黄胆亦湿热郁遏之病，与伏暑、疟疾同一来路。

古人谓如盦酱，湿热壅遏不泄所致。但有阴黄、阳黄、女劳、谷、酒之分。同是湿热，阳黄则黄色鲜明，脉大口渴，其证多实，治如茵陈五苓、平胃、栀子柏皮等，甚则茵陈、大黄之类，开化中官，分泄湿热，从小便而出，其黄自退。阴黄则脾肾阳气素虚，不能升[1]化其邪，黄色暗晦，脉细皮寒，口不渴，分化湿热，宜佐通阳理脾，如茵陈五苓佐理中、真武之类。谷疸则食伤脾胃，酒疸则酒伤肺脾，皆湿热阻而不化，各有所主。女劳黑疸，最为难治，乃内伏湿邪，更伤女劳而得，肾精大伤，根本已坏，湿热之邪深伏厥、少，正气不能胜任故也。又有虚黄一证，并非黄胆，乃中虚木胜，土色发见于外，其黄色淡白，小便不变，脉弱口淡，能食而无力，俗名懒黄，乃劳倦内伤之症，宜崇土疏木，调补中气，如补中益气之类。诸黄证虽以分泄湿热为主，尤须察其阴阳虚实，有无兼证而调之，始为尽善。

---

① 升：集成本作"分"。

# 卷 二

## 中风门

**钱** 类中五年，偏痹在右。元气不足，痰流经络。近今两月，谷食大增，虽为美事，亦属胃火。火能消谷，故善食而易饥也。调治方法，不外补养精血，息风通络，和胃化痰。

制首乌　当归　大熟地　刺蒺藜　三角胡麻　桑寄生　茯苓　半夏曲　麦冬肉　新会皮

**渊按：** 此肝肾水亏而虚火盛者，故以滋水息风为治。

**赵** 风中廉泉，痰阻舌本，口角流涎，舌謇而涩，右肢麻木仆中根萌。拟息风和阳，化痰泄络。

羚羊角　石决明　胆星　法半夏　茯苓　甘菊炭　远志　煨天麻　橘红

**渊按：** 痰火用事，故泻火化痰，通络息风。甘菊不宜用炭。

**某** 口歪于左，手废于右，肝风胃湿，互相牵掣。舌强而謇，痰留心脾之络也，类中显然。

党参　当归　半夏　茯神　钩藤　石决明　川断　秦艽　胆星　桑枝

**渊按：** 脾虚生痰，肝虚生风。运脾即是化痰，养肝佐以息风，为虚实参半之治。

**王** 两手关脉皆见一粒厥厥动摇之象，此脾虚木盛，内风动跃之候也。左半肢体麻木不仁，头眩面麻，此属偏枯，虑延仆中。

制首乌　当归　白芍　茯苓　陈皮　煨天麻　秦艽　石决明　刺蒺藜　池菊　钩藤　桑枝

**复** 两关脉厥厥动摇之象大减，其内风有暗息之机。左手屈伸稍安，左足麻木未愈。今拟补肾生肝，为治本之计。

地黄饮子去桂、附。

**渊按：** 去附、桂，水中之火尚不虚也。

**金** 左手脉沉弦而涩数不调，乃血虚而肝风暗动也。右关脉独缓滑，胃有湿痰，尺寸俱弱，金水两虚。症见耳聋，两肩膊酸而难举，痰多，口中干腻，是其征也。

大生地　麦冬　归身　石决明　半夏　蒺藜　钩藤　橘红　牡蛎　元参　指迷茯苓丸

**丁** 脉左弱为血虚，右弱为气虚，气血两虚，上为头眩，半身以下皆形麻木而成瘫痪，甚则心乱神昏，此肝风挟痰所致。法当清上补下。

淡苁蓉　大生地　天冬　牛膝　元参　菖蒲　天麻　草薢　茯苓　陈皮　黄柏　洋参

**渊按：** 清阳明以利机关，养肝肾以滋阴血，运脾气以化湿痰，丝丝入扣。

**孙** 血不养筋，肝风走络，左臂酸痛，或止或作。法当养血通络。

制首乌　当归　杞子　穭豆衣　丹参　蒺藜　苡仁　茯苓　秦艽　桑枝　红枣

**蒋** 酒客中虚嘈杂，木胜风动，头旋掉眩，兼以手振，此内风挟痰为患。须戒酒节欲为要。

天麻　冬术　茯苓　杞子　沙苑子　钩藤　制首乌　当归白芍　半夏　石决明　池菊

**谢** 久患肝风眩晕，复感秋风成疟。疟愈之后，周身筋脉跳跃，甚则发厥。此乃血虚不能涵木，筋脉失养，虚风走络，痰涎凝聚所致。拟养血息风，化痰通络。

制首乌　紫石英　白蒺藜　半夏　茯神　洋参　陈皮　羚羊角　石决明　煨天麻　枣仁　竹油　姜汁

**渊按：** 疟后脾气必虚，风动虽由木燥，痰聚由于脾虚。若舌苔浊腻，运脾化痰尤不可少。

**薛** 年已六旬，肾肝精血衰微，内风痰涎走络，右偏手足无力，舌强言涩，类中之根萌也。温补精血，兼化痰涎，冀免偏枯之累。然非易事，耐心调理为宜。

苁蓉干　巴戟肉　茯神　木瓜　半夏　杞子<sub>盐水炒</sub>　远志肉<sub>甘草汤制</sub>　海风藤　萸肉<sub>酒炒</sub>　牛膝　杜仲<sub>盐水炒</sub>

**又** 肾藏精，肝藏血，肾肝精血衰微，筋骨自多空隙，湿热痰涎乘虚入络，右偏手足无力，舌根牵强，类中之根。温补精血，宣通经络，兼化痰涎，守服不懈，加以恬养安泰，庶几却病延年。

苁蓉干　党参<sub>元米炒</sub>　牛膝　半夏　杞子<sub>盐水炒</sub>　陈皮　续断　茯苓　巴戟肉　桑枝

**又** 丸方。

苁蓉干二两，酒煮烂，捣入　党参三两，元米炒　麦冬二两，去心，元米炒　枣仁三两，炒、研　巴戟肉三两，盐米炒　熟地四两，砂仁末、陈酒拌，蒸烂捣入　归身二两，酒炒　草薢三两，炒　制首乌四两，炒　茯神三两　牛膝三两，盐水炒　天冬二两，去心，元米炒　半夏二两　陈皮二两五钱　杜仲三两，盐水炒　虎骨三两，炙　菖蒲一两　杞子四两，盐水炒

上药各选道地，如法制炒，共研细末。用竹沥四两，姜汁三两，捣入，再将白蜜为丸，如黍米大，用磁器装好。每朝服五钱，开水送下。

**唐**　风痰入络，脑后胀痛，舌根牵强，言语不利，饮食减进。久防痱中。

羚羊角　防风　制僵蚕　生甘草　羌活　远志肉　川芎　桔梗　桑叶　薄荷　钩藤

**又**　颈项胀是风，舌根强属痰，风与痰合，久防类中。

熟地　白芍　续断　杞子　杜仲　秦艽　当归　牛膝

**渊按：**实多虚少，前方恰合。后方大①补，与痰阻舌本者不宜。

**费**　类中之后，手足不遂，舌根牵强，风痰入络所致。防其复中。

党参　大生地　制南星　白芍　秦艽　冬术　制首乌　羚羊角　虎骨　归身　牛膝　海风藤　沙苑子　茯苓　枣仁　杜仲　生苡仁　陈皮　川贝　半夏

上药煎浓三次，加竹沥二茶杯，姜汁二十匙，白蜜二杯，阿胶四两，烊化收膏。

**某**　劳碌伤气，肝风阳气弛张；肥体气虚，湿热痰火扰动。忽然瞌睡，几乎跌仆，舌强言漫，右偏肢痹。此属偏中，犹幸神识尚清，痰涎未涌，或可图幸。治以息风化痰，安神清火，

---

① 大：集成本作"太"。

冀其得效为妙。

羚羊　决明　天麻　竺黄　茯神　菖蒲　川贝　胆星　半夏　橘红　嫩钩　竹沥　淡姜汁

**范**　惊动肝胆，风阳与胃中之痰浊交互入络。营卫运行之气，上下升降之机，阻窒碍滞。周身皮肤、肌肉、关节麻木不仁，胸脘不畅，饮食无味，口多涎沫，头昏心悸。风阳抑郁不伸，痰浊弥漫不化。苔白而裂，大便干燥。胃虽有湿，而肠液已枯矣。拟清火息风，化痰渗湿，参以养血滋液。

羚羊角　苁蓉干　天麻　决明　半夏　麻仁　制南星　泽泻　橘红　茯神　当归　嫩钩　姜汁　竹沥

**渊按：**饮食不化精微而化痰浊，致胃湿肠燥，由气秘不行，中焦升降失其常度耳。

**何**　右关脉独滑动如豆，此有痰浊在中焦也。中脘皮肉觉厚，手足筋脉时或动惕，痰走经络之象。法当攻补兼施。

朝服香砂六君丸三钱，夜服控涎丹十四粒，朱砂为衣。

**陆**　素有痰饮咳嗽，土弱金虚。金虚不能制木，并不能生水；土弱不能御木之侮，并不能生金而化痰。病情有似风痰瘫痪。足软难行，口流涎沫，舌左半无苔，口常不渴，脉虚弦滑，大便坚燥。种种见症，皆显金土水不足，而风痰有余。病根日久，调之不易，姑拟一方备采。

苁蓉干　半夏　五味　牛膝盐水炒　麦冬元米炒　巴戟天　麻仁　熟地　茯神　陈皮　肉桂　竹沥　姜汁

**吴**　体肥多湿，性燥多火。十年前小产血崩，遂阴亏火亢，肝风暗动，筋络失养，其根已非一日。去秋伏暑而成三疟，疟久营卫偏虚，遂致内风挟痰扰络，右半身麻痹而似偏瘫，调理渐愈。今但右足麻辣热痛，痛自足大趾而起，显系血虚肝经失养。据云，腿膝常冷，足骱常热。并非足骱有火而腿膝有寒也，想因痛处则热，上腿之处，气血不足，故寒也。至于左胫外臁皮肉之内，结核如棉子，发作则痛甚，此属筋箭，是风痰瘀血交凝入络而成，与右足之热痛麻辣不同。今且先治其右足，姑拟一方请正。

大生地　萆薢　茯苓　阿胶　天麻　五加皮　归身　牛膝
冬术　独活　丝瓜络　木瓜

**渊按：** 筋箭之名甚新。

**仁渊曰：** 中风一证，昔河间言火，东垣言气，丹溪言痰，各持其说。以余观之，要不外阴精阳气，不能转输布化，或痰或火或气得以乘间窃发，阻其窍隧经络，致无故昏仆，或口噤语謇，手足偏废，虽有脏腑经络之分，总是本虚标实。惟本虚故容易受邪，而风也，火也，痰也，虽名外邪，其实风即逆气所化，痰即饮食所生，火亦阳气偏盛，乃化良民为盗贼耳。《内经》曰：人年四十而阴气自半。阴气者，乃五脏之精气也。精气暗亏，三邪易发，故病者每在四十以后，少壮者鲜焉。王清任《医林改错》谓全属虚证，治以大剂黄芪，虽属偏见，不为无因。而细想病情，若非真脏大虚，安有如是猝暴！与外感伤风、中风，岂可同年而语！彼则贼自外来，此则衅由内起。古人以小续命加减治一切中风，余每疑焉。盖以辛温发散之方，而治内伤精气之病。朱丹溪曰：西北方气寒土燥，或有真中风；东南则因湿生痰，痰生火，火生风耳。若然，则西北之病仍是外感风邪而名为中风，与猝然昏仆偏废，大相悬绝，岂可混同论治！余生长东南，未见西北之病，读书至中风一篇，每不满意于古人焉。

# 肝风痰火门

**王** 血虚肝风上逆，痰涎走络。头眩心跳，干咳痰少，右肩臂不能举，足热无力。养阴以息风阳，化痰以调脾胃。

党参元米炒　生地海浮石同拌　半夏　决明　沙苑盐水炒　茯神　枣仁　蛤壳　茯苓　陈皮　嫩钩　竹二青

**又** 治风先治血，血行风自灭。治痰先化气，气化痰自失。

生地　茯神　嫩钩　陈皮　沙苑　决明　蛤壳　枣仁　竹茹

**张** 头痛巅疾，下虚上实，过在足少阳、厥阴，甚则入肾，晌蒙昭尤。此段经文，明指肝胆风阳上盛，久痛不已，必伤少阴肾阴。肾阴一衰，故目𥄡𥄡无所见，而腰痛复起也。前方清镇无效，今以育阴、潜阳、镇逆法。

生地　龟版　杜仲盐水炒　牡蛎　茯神　枣仁　磁石　阿胶米粉炒　女贞盐水炒　沙苑盐水炒　石决明

**渊按：**此厥阴头痛也。三阴经皆至颈而还，惟厥阴上额交巅。甚则入肾者，木燥水必亏，乙癸同源也。

**杨** 郁火内燔，气血消灼，湿热不化，酿成疡毒；四肢麻痛，眼鼻牵引，肝风内动，脾胃受戕，虑延败症。姑先清气血之燔，佐以息风通络。

羚羊角　连翘　木防己　苡仁　滑石　黑山栀　赤苓　丝瓜络　丹皮　钩藤　通草　藿香叶

**渊按：**湿热风火内盛，故以清火化湿，通络息风，不涉虚，故不用补。

**荣** 病起肝风，继增痰饮吐酸，所以口目筋掣，而胸膈不利也。近因暑热上蒸，咽喉碎痒，暂投凉剂，喉患即解，而胸脘愈觉撑胀。夫肝风之动，由于阴血之亏；而痰饮之乘，又系胃阳之弱。病涉两歧，法难兼用。今且宣化胃湿以祛痰，稍佐平肝降热。

法半夏　茯苓　陈皮　麦冬　杏仁　旋覆花　川贝　山栀<sup>姜汁炒</sup>　郁金　丹皮　白蔻仁　竹茹

**渊按：**此等病最难看，其实在中焦脾胃也。盖饮生于脾，聚于胃，苟能治得痰饮，肝风无有不愈。脾气既升，肝自不郁；胃气既降，肝自清宁。何风之有！

**朱**　五脏六腑之精气皆上注于目，目之系上属于脑，后出于项，故凡风邪中于项、入于脑者，多令目系急而邪[①]视，或颈项强急也。此症始由口目牵引，乃外风引动内风。内风多从火出，其源实由于水亏，水亏则木旺，木旺则风至。至于口唇干燥赤碎，名䶛唇风，亦由肝风胃火之所成也。治当清火、息风、养阴为法。

大生地　丹皮　沙参　钩藤　桑叶　羚羊角　石决明　白芍　川斛　芝麻　元参心　蔗皮　藜皮

**顾**　血不养筋，筋脉牵掣，昼日则安，暮夜则发，不能安卧，病在阴经。宜养血以和经脉。

大生地　党参　黄芪　川芎　茯苓　柏子仁　当归　白芍　枣仁　桑枝

**何**　肝风阳气上冒，头左偏痛，连及左目难开。胸脘气胀，肝木乘胃。法以泄降和阳。

羚羊角　蔓荆子　川连　刺藜　池菊　钩藤　石决明　神曲　茯苓　半夏　桑叶

---

① 邪：疑"斜"字之讹。

**施**　久遗下虚，肾水不足，肝风暗动，上升则头痛眩晕，乘中则或吐或泻。近来夜寐出汗，左目锐眦赤肿，少阳木火上盛也。法以上息风阳，下滋肾水，中和脾胃，外实腠理，用汤丸并进。

磁朱六味丸淡盐汤送下。

石决明　怀山药　白芍　元参　牡蛎　沙苑子　茯神　党参　芡实　红枣　浮麦

**潘**　情怀郁勃，肝胆风阳上升，右目昏蒙，左半头痛，心嘈不寐，饥而善食，内风掀旋不息，痛势倏忽无定，营液消耗，虑其痉厥。法以滋营养液，清息风阳。务宜畅抱，庶克臻效。

大生地　元精石　阿胶　天冬　池菊　羚羊角　石决明　女贞子　白芍　钩藤

**复**　服滋阴和阳法，风阳稍息。第舌心无苔，心嘈善饥，究属营阴消烁，胃虚求助于食。议滋柔甘缓。

大生地　石决明　麦冬　阿胶　白芍　大麻仁　女贞子　橘饼　洋参　茯神

**渊按：**舌心无苔，胃阴虚也。加炙草守中壮水更妙。

**李**　肝风阳气弛张，兼挟湿热，上混清窍，左耳常流清水，时或作痒，右鼻燥而窒塞，头晕沉沉。法以息风和阳。

羚羊角　石决明　池菊　钩藤　粉丹皮　黑山栀　磁石　蒺藜　赤苓　通草　稽豆衣　左慈丸三钱

**吴**　上年夏季痰火迷心，神呆语乱。愈后至今复发。现诊脉浮小弱，舌心红而苔白，语言错乱，哭笑不常。凭脉而论，似属心风。盖由风入心经，蕴热蒸痰所致。用《本事方》独活汤。

独活　防风　淡芩　山栀　元参　鲜地　茯苓　甘草　橘红　竹叶　石菖蒲　胆星

**渊按：**心脾有伏痰积热，故见症如是。

**宋** 营血内亏，不能涵木，加以恼怒，肝风暗动，不时头昏脚软，防其跌仆。今宜养血息风。

党参 当归 白芍 川贝 陈皮 茯神 枣仁 香附 橘叶 砂仁 石决明 刺蒺藜

**渊按：**营虚由脾不化，心不生。党参、当归补脾以生营，砂仁、橘叶快脾以疏肝，余亦清金制木，利气养营者也。

**徐** 少腹之块已平，小便已利而反不禁。素有肝风脾泄宿恙，近增右手麻木。脉象弦大而滑，时觉痰多气升。此中气已虚，精血不足，内风走络，脾湿生痰。法当兼顾。

制首乌 怀山药 冬术 归身 白芍 菟丝子 沙苑子 茯苓 党参 半夏 陈皮 桑枝

**朱** 血与津液，其原皆禀于胃。胃气虚则血少而风动，风煽胃中，则精液亏而火炎。夫胃与大肠同属阳明，故上为牙痛，左肩亦痛，下则便艰而痔痛也。头眩心跳，血虚故也。拟养阳明气血，以滋津液为法。

制洋参 柏子仁 归身 麦冬 升麻 新会皮 元精石 黄芪 于术 茯神 荷蒂

**渊按：**胃气虚未必风动。惟胃虚不能布化精微，营阴失其资生灌溉，始木燥风生。上有牙痛，下有痔痛，津枯金燥，风火交煽矣。

**又** 补气血以止痛，生津液以润肠。

制洋参 熟地 黄芪 于术 当归 柏子仁 陈皮 麦冬 麻仁 生谷芽

**钱** 外风引动内风，头偏右痛，不能着枕。用青空膏。

羌活 柴胡 防风 川连酒炒 甘菊 焦栀 黄芩 桑叶

丝瓜络　钩藤

**薛**　头风痛偏于右，发则连及牙龈，甚则呕吐痰涎。肝风袭于脾胃，寒痰流入经络。温补泄化为法。

竹节白附子　黄芪　羌活　刺蒺藜　半夏　吴萸　制僵蚕
钩藤

**渊按：**头痛牙痛，属热者多，而亦有寒痰流络，用温散者。

**胡**　少腹胁肋，肝之部也。腰，肾之府也。年老则精血枯而络脉空，肝气乘虚入络，湿热又从之为患。补养精血，疏肝通络，兼化湿热以治之。

川楝子　香附　乌药　当归　茯苓　旋覆花　延胡　新绛
陈皮　苁蓉干　青葱管

**又**　补养精血，疏通脉络，胁肋之痛稍减。惟小溲短少，夜半以后脘腹觉胀，是浊气不化也。前方加通阳泄浊之品。

川楝子　吴萸　乌药　杞子　当归　延胡索　茯苓　车前
橘叶　苁蓉干　九香虫　两头尖　小麦芽

**苏**　肝阴久亏，风阳上扰不息，头项目珠皆痛，痛则心嘈难过，漾漾如呕。多烦少寐，大便燥结。高年当春分节阳升勃勃之际，自宜育阴息风，镇逆宁神。

生地　茯神　阿胶　沙参　鲜首乌　麻仁　沙苑子　枣仁
甘菊　石决明　炙甘草　麦冬　金器先煎

**又**　耳目昏花，初起多由风热，次则因于肝火，久则必致阴虚。此证已及半年，其为阴虚阳亢无疑。毓阴以和阳，壮水以制火，是定法也。

大生地　麦冬　丹皮　磁石　茯神　石决明　焦栀　元参
枣仁　沙苑子　北沙参

另磁朱丸二钱，每朝盐花汤送下。

**华** 病久正虚，阴阳两弱，坎离不交，夜不成寐，久卧于床，不耐烦劳。兹因舟行跋涉，远道就诊，忽然神糊不语，两手不定，遮睛捋发，烦躁不安。诊脉促乱，饮食不进。想由舟中热闷，鼓动风阳，扰乱神明，卒然生变。姑拟息风和阳，安神定志。冀得神清谷进，或可再商。

生洋参　茯苓　丹皮　沙苑　石决明　天竺黄　竹茹　枣仁　嫩钩藤　远志肉　金箔

**渊按：** 痰浊为风阳煽动，堵塞神明，猝然不语，须豁痰开窍。豁痰如羚羊角、胆星、竹沥之类，开窍如牛黄、至宝、苏合之类，随证用之，或者有济。

**苏** 肝风上升于巅顶，原属阴亏；痰浊弥满于中宫，多因脾弱。目痛头疼，心嘈便结，阴亏阳亢之征；舌苔浊厚，纳少恶心，胃虚浊泛之象。高年久病，图治实难，勉拟一方备参。

人参　半夏　天麻　橘皮　元明粉　茯神　沙苑<small>盐水炒</small>　磁石　黄柏　元精石　干姜

**又** 头痛减而得寐，苔薄白而带灰。火降则神安，湿化则燥显。前方加减，再望转机。

前方去干姜、黄柏，加知母、北沙参、姜竹茹。

**又** 头痛虽减，风阳犹未全平。舌苔灰白，痰浊仍未全化。心跳若饥，营阴亏而有火。闻喧欲晕，阳上亢而下虚。拟养营阴以降火，和胃气而化痰，参以镇逆，佐以宁神。

制洋参　牡蛎　茯神　沙苑　石决明　大生地　半夏　陈皮　杏仁　元精石　竹茹

**钦差** 军事倥偬，劳心劳力，眠食无暇，感冒风邪，引动内风，犯胃凌上，半边头痛，呕吐黄水。拟去外风以息内风，兼和胃气而化痰湿。录方呈电。

荆芥　秦艽　防风　天麻　石决明　陈皮　茯苓　白芷　甘菊　钩藤　半夏　竹茹　白蔻仁

**某**　情怀郁抑，元气内亏，心中难过，虚火肝风上逆，唇口肿痛，头眩耳鸣，食少无力，时常太息。防其痰火神蒙之变，非轻证也。

羚羊角　沙苑子　川石斛　天竺黄　石决明　嫩钩藤　枣仁　甘菊花　元参　丹皮　灯心

**又**　痰火神烦不寐，防患疯癫。

枳实　天竺黄　石决明　茯神　羚羊角　胆星　川连　竹沥　姜汁　枣仁　竹沥达痰丸三钱，开水送

**朱**　水亏不能涵木，阳升阴不上承。时际春深木旺阳升之候，是以寒热，头痛，胸痞，少寐，便结等症见也。仿赵养葵法。

大生地砂仁拌　茯神　丹皮　柴胡盐水炒　枣仁　女贞子　麦冬朱砂拌　归身　陈皮　生姜　石决明　红枣

**渊按：**从逍遥散参入滋水养肝，颇有巧思。

**陈**　脉诊左关独弦滑，风阳挟痰上扰阳明，头额偏左连及腮齿皆痛。拟息风阳，兼清痰火。

羚羊角　制僵蚕　桑叶　丹皮　嫩钩藤　甘菊花　石决明　鲜银花藤　刺蒺藜

**另**　细辛三分、荆芥钱半、生石膏五钱，共研粗末，泡汤漱口。

**另**　乳香一钱、没药一钱、生南星一钱、生半夏一钱、僵蚕一钱、冰片三分，共研细末，和入陈酒干面调敷。

**徐**　丧弟悲哀太过，肝阳升动无制。初起病发如狂，今则心跳少寐，头晕口干，略见咳嗽。拟安神养阴、清火降气为法。

石决明 丹皮 枣仁 茯神 川贝 北沙参 广橘红 麦冬 元参 竹茹 枇杷叶

**章** 经曰：上虚则眩。丹溪云：无痰不作眩。《病机论》曰：诸风掉眩，皆属于肝。是眩晕不出虚、风与痰三者为患。健忘筋惕，虚与肝之病也。吐痰干腻，津液所化也。从三者治之，虽不中，不远矣。

生洋参 天麻 天竺黄 川贝 茯神 制南星 石决明 牡蛎 甘菊花 牛膝 女贞子 嫩钩藤

**又** 眩晕虚风兼挟痰，前方布置已成斑。病来心悸宗筋缩，养血清肝理必参。

生洋参 天竺黄 天麻 川贝 嫩钩藤 羚羊角 石决明 菖蒲 茯神 大补阴丸

**诸** 外风引动内风，头两边及巅顶俱痛。咳嗽，舌苔白，身热，能食知味。病在上焦。古方治头痛都用风药，以高巅之上惟风可到也。

荆芥一钱 川芎八分，酒炒 杏仁三钱 防风钱半 甘菊花一钱 淡芩钱半，酒炒 枳壳一钱 羌活钱半 藁本一钱

上药研粗末，外加松萝茶叶三钱，分三服，开水泡服。另细辛三分，雄黄一分，研末，嗜鼻取嚏。

**渊按：** 古方清空膏，一派升散，全无意义，可用之证甚少。

**唐** 肝风太旺，肝阴又虚。气旺则火动而风生，阴虚则液亏而血弱。血弱则心跳，液亏则口干。火动故发热，风生则头痛。拟佐金以平木，培土以息风，养血以柔肝，益阴以退热。

归身 丹皮盐水炒 北沙参吴萸三分，拌炒 枣仁 陈皮 冬术土炒 刺蒺藜 稽豆皮 茯神 白芍 橘叶

**陆** 阳升头痛，心虚善忘，痰火迷心，若昧若狂。安神定

志，人参可用，而腻补且缓，以其纳少痰多也。舒郁化痰，川贝最妙，而燥劫须忌，以其舌苔干白也。潜阳息风，须参重镇，而收涩当戒，恐反敛其痰也。

人参　茯神　川贝　石决明　蛤壳　枣仁川连三分，拌炒，研

又　脉细数，懒言倦卧，其为精气神三者皆虚。然舌苔白腻，有痰且有饮。再察神情，静则气息而若虚，动则气上而自乱，是虚而有痰兼有火也。火伏则痰不上升则静，静则虚象现；火动而痰升则躁，躁则虚象隐。非不虚也，痰火为之起伏也。治不越十味温胆加减。临症各有心思，悉关根柢。

参须　川贝　茯神　枣仁　石决明　橘红

又　阴遏于外，阳伏于内。阴如迷雾，阳若日光。今阳为阴遏，故沉沉默默而蒙昧，脉亦为之不显。有时阳光见晛，则起坐而神清，脉亦为之稍起。顷之阴霾四合，阳气复翳，则仍昏昏如寐。前案谓有痰饮郁于其中，十味温胆屡投不应。再思病源起于头眩心悸，苔白多痰，常服苍术见效。近因神乱若痴，多从事于痰火，清滋重镇，阴胜于阳，以致变幻。然欲开阴雾，法必通阳，譬之离照当空，而后阴雾始散。议进仲景苓桂术甘汤加味。

苓桂术甘汤加远志。

**渊按：**此从喻氏《寓意草》得来。昧者见神乱若痴，从事于痰火，不思心主阳神，痰为阴物，以阴邪遏其阳气，灵明为之蒙闭颠倒。《内经》云：重阳则狂，重阴则癫。癫狂二证，未可混治。世医一见神志昏乱，多从事于痰火，由不读《内经》耳。

**仁渊曰：**肝风痰火，乃类中之渐也。故次于中风之后。原夫肝之所以生风，由肾水不足灌溉，致木燥火生，火生风起；脾弱不能运化饮食精微而生痰浊，痰浊为风阳煽动，上盛下虚。

轻则眩晕摇颤，气升呕逆，重则癫狂昏仆，与中风同类。案中治法，大都上息风阳，下滋肾水。痰多者，以化痰为主，虚多者以养阴为主。虚而寒者宜温，虚而热者宜凉。亦有本虚标实，痰火上盛，不得不先泻火开痰，俟标邪退而再图其本。见证虽属肝胆，而病根全在脾肾。盖木之生也，栽培在土，滋灌赖水。苟土厚水润，燥湿得宜，虽有大风，枝叶动而根干不摇；惟土薄水亏，始根露干枯，无风且萎，有风宁不摇动乎！且脾土既虚，肺金失恃，金虚不能制木，火升转欲焚金。将军之性，非可直制，惟咸苦甘凉，佐味酸微辛，经所谓：火淫于内，治以咸寒，佐以甘苦，以酸收之，以苦发之；风淫于内，治以辛凉，佐以甘苦，以甘缓之，以辛散之。夫咸苦酸甘，益阴泻火，以柔济刚。辛味虽阳，以能通散，助金而制木也。

## 虚劳门

**赵** 血不养心，则心悸少寐。胃有寒饮，则呕吐清水。虚火燥金，则咽痛。肝木乘中，则腹胀。此时调剂，最难熨贴。盖补养心血之药，多嫌其滞；清降虚火之药，又恐其滋。欲除胃寒，虑其温燥劫液；欲平肝木，恐其克伐耗气。今仿胡洽居士法，专治其胃。以胃为气血之乡，土为万物之母，一举而三善备焉。请试服之。

党参　冬术　茯苓　半夏　枣仁　扁豆　陈皮　怀山药
秫米

**渊按：** 土虚木燥，积饮内生。原木之所以燥，由脾不运化精微而生营血以养肝木耳。治胃一言最扼要。

**复** 阴虚则阳不藏，水亏而木自旺。金衰不能制木，脾弱更受木刑。久病不复，便谓之损。调补之外，何法敢施。

党参　茯神　枣仁　熟地　冬术　当归　陈皮　川贝　神曲　五味子　龙眼肉

又　阳明为阳盛之经，虚则寒栗。少阴为相火之宅，虚则火升，咽喉燥痛，耳鸣颧赤所由来也。至于腹中撑胀，虽为肝旺，亦属脾衰。心跳少寐，咳嗽短气，心营肺卫俱虚矣。虚者补之，是为大法。虚不受补，谓之逆候。古有明训，后人莫得异议。

党参　怀山药　神曲　元参　白芍　茯神　大生地　枣仁陈皮

**侯**　病已两月，外皮不热，而脉微数急，是里有热也。里热属阴虚，非关表邪，并无头痛恶寒。愈散其邪，愈虚其表，故反增咳嗽也。若谓湿热，亦似是而非。夫湿热蕴于中焦，必有胸痞恶心见症。此证无之，其非湿热明矣。近来数日，腹中不和，大便溏。且以和中为主，兼理其脾肺，再商治本可耳。

党参　茯苓　木香　广皮　砂仁　冬术　神曲　川贝　款冬花

又　和补相投，诸恙俱减。惟脉数未静，究属元气真阴亏损。但前之补在肺脾，再参入肾药，兼养其阴，以观动静。

党参　冬术　白芍　稽豆皮　莲肉　首乌　归身　茯苓沙苑子　谷芽

**丁**　营阴虚则风阳易逆，脾胃弱则肝木易横。心嘈、头眩、耳鸣，液涸阳升之兆；腹胀、脘痞、厌食，脾虚气滞之愆。今吐泻之余，实系肝强脾弱。宗越人肝病缓中论治。

人参　茯苓　冬术　竹茹　麦冬　半夏　陈皮　橘叶　刺蒺藜鸡子黄拌炒

**薛** 阴亏营损，风木之脏失涵；木胜风淫，仓廪之官受制。是以头痛肢麻，腹满嗳气，心跳少寐，掌热腰酸等症见也。所虑水土俱弱，肝木独强。强者难于骤服，弱者宜急扶持。今再益营阴以抚绥之，实仓廪以堵御之，佐金气以制治之，亦剿抚兼行之法也。

大生地　归身　白芍　谷芽　怀山药　潞党参　神曲　茯神　陈皮　刺蒺藜　红枣　川连<sub>吴萸炒</sub>

**张** 气虚则脾弱，肝强侮其所胜，食即饱胀，腹中气冲作泄也。扶土泄木，一定法程。

炙甘草　防风根　砂仁　陈皮　冬术<sub>川朴五分，煎汁拌炒</sub>焦神曲　茯苓　炮姜　白芍<sub>吴萸三分，煎汁拌炒</sub>

**薛** 便泄半载，脾肾两亏；脉沉细涩，阴阳并弱。阳痿不举，精伤特甚；面白无华，气虚已极。足跗浮肿，阳虚湿注于下；纳食嗳气，胃虚气逆于中。调治之方，自宜脾肾双补，阴阳并顾。然刚热补阳，恐劫其阴；滋腻补阴，恐妨其胃。刻下节届清明，木旺土衰之候。脾者，土也。肾属坎水，一阳藏于二阴之中。当于补土中兼顾肾脏阴阳为是。

怀山药　炮姜　炙甘草　党参　五味子　菟丝子　砂仁茯苓　冬术　鹿角霜

如不效，党参换人参，鹿角霜换鹿茸。

**复** 脾肾双补，略见小效。今腹中鸣响，气向下坠，属脾虚气陷。舌心光红，脉沉细数，为肾脏阴伤。用补中升阳法。

高丽参　怀山药　冬术　炙甘草　肉果　五味子　陈皮菟丝子　沙苑子　川断　鹿角霜　白芍

**丁** 养心营以济肾阴，清肝热以安相火。

生地　茯神　丹皮　黑山栀　稽豆衣　枣仁　麦冬　北沙

参　五味子

**吴**　气血两虚，心跳头眩。肝郁不舒，胸中痞胀。用景岳逍遥饮参入丹溪左金丸。

大熟地　香附　当归　陈皮　白芍　茯神　枣仁　砂仁白术　川连吴萸炒

**渊按：**熟地恐碍膈。头眩属痰阻中脘最多。

**冯**　夜凉昼热，热在上午。此东垣所谓劳倦伤脾也。上午热属气虚，用补中益气汤补气升阳。

补中益气汤加神曲、茯苓。

**李**　病将半载，寒热淹缠。前方补营，兼以疏郁，心悸腹胀仍然。兹更便溏足肿，是脾气虚弱也。脉缓无力，当补其脾，进归脾加减法。

防风根　党参　黄芪　冬术　茯苓　大腹皮　归身　白芍枣仁　木香　荷叶蒂

**渊按：**可参与桂枝、姜、枣。

**赵**　心肾虚而不交，脾肝虚而不调。内风上扰，头眩心跳；中土式微，不寐纳少。交济坎离，须借戊己以为媒。欲平肝风，亦宜培土。

党参　归身　白芍　冬术　茯神　远志　枣仁　神曲　沙苑子

**钱**　心脾营阴内亏，肝胆风火上逆。内热头眩，项间结核。脉虚形弱，治以养营。然病由内生，不易速效。

大生地　洋参　元参　归身　白芍　石决明　茯神　嫩钩藤　稆豆衣　香附　广皮　川贝　十大功劳

**汪**　肾水不足，君火上炎，相火下炽。心中如燔，舌光如柿，阳事易举，阴精易泄。拟清君以制相，益肾以潜阳。所虑酷暑炎蒸，亢阳为害耳。

川连　淡芩　黄柏　阿胶　甘草　大生地

鸡子黄一枚，搅和冲服。

另　鸡子一个，破头，纳大黄三分，蒸熟。每日服一个。

又　投咸苦坚阴降火，以制亢阳，心中之燔灼，舌色之光红，已减三分之一。然上午之身热如燎者未退，幸纳食颇增，苦寒可进，再望转机为吉。

川连　大生地　淡芩　元参　蛤壳　阿胶　元精石　甘草
鸡子黄一枚，搅和，冲服

又　舌干红，知饥善食。水亏阳亢，土燥于中。咸苦坚阴之剂，虽衰其燔亢之势，未能尽除其焰。犹畏炎暑，湿热相火蒸腾。复入清中固下，仍不出咸苦之例。

洋参　甘草　川连　生石膏　蛤壳　知母　麦冬　阿胶
大生地

黄柏末，猪胆汁丸三钱。每朝开水送下一钱。

**渊按：**胃气未败，可任苦寒咸润，直折其炎上之火，然亦须防胃败。虚损之所以难治者，大都如此。

**金**　骨胳瘦小，先天元气不足。夏秋寒热，至今不已。脉细数弱，气血两亏。头不痛而但身疼，或口沃清水，此胃气虚寒也。当商温补，仿东垣法。

党参　茯苓　陈皮　桂枝　柴胡　黄芪　半夏　神曲　当归　干姜　砂仁

**渊按：**中气虚寒，少阳胆木之气抑遏，故寒热纠缠。升阳益胃汤恰合，尤妙在加干姜。

又　补中益胃，温卫气，开腠理，诸恙皆减，仍从前法。

前方去神曲、干姜，加白术、白芍。

张　劳碌内伤脾，倦怠而无力。凛凛畏寒频，淅淅盗汗出。咳多痰带红，食少身无热。土衰金不生，卫虚营不摄。延来半载余，劳损难调适。

炙甘草　当归　白芍　冬术　党参　怀山药　黄芪　麦冬　茯神　五味子　红枣

渊按：此非劳倦伤中，乃劳损伤精也。所因不同，见证亦异，勿得混治。

又　益元气，补脾土。土旺而金自生，气足而力自足。

前方去甘草，加陈皮、生熟谷芽。

陈　先后天俱不足。痰多鼻血，阴亏阳亢之征；纳少腹疼，土衰木横之兆。是以年将弱冠，犹然幼稚之形，面白无华，具见精神之乏。治先天当求精血之属，培后天须参谷食之方。

党参　茯苓　冬术　陈皮　黑芝麻　怀山药　白扁豆　炙甘草　砂仁　建莲肉　粳米

上药为末，米饮汤调服，加白糖少许。枣汤调服亦可。

附丸方　精不足者，补之以味，当求精血之属，治其肾也。

熟地　菟丝子　牛膝　白芍　鹿角霜　山药　五味子　归身　川柏　杜仲　茯苓　甘杞子　泽泻　天冬　龟版　丹皮　山萸肉

上为末，用鲜紫河车一具，洗净，煮烂，将上药末杵和为丸，如梧子大。每朝盐花汤送下三钱。

温　卫气虚则洒洒恶寒，营气虚则蒸蒸发热。营卫并出中焦，总以脾胃为主。补脾胃则金有所恃，不必治肝而肝自驯矣。

党参　冬术　当归　川贝　玫瑰花　黄芪　茯苓　白芍　陈皮

某　咳嗽发热日久，前投补益脾胃之药六、七剂，谷食加增，起居略健。但热势每交寅卯而盛，乃少阳旺时也。少阳属胆，与肝相为表里。肝胆有郁热，戕伐生生之气，肺金失其清肃，脾胃失其转输，相火日益炽，阴津日益涸，燎原之势，不至涸竭不止也。其脉弦数者，肝胆郁热之候也。刻下初交夏令，趁其胃旺加餐，拟进酸苦益阴和阳，清彻肝胆之郁热。考古有柴前梅连散，颇有深意。

柴胡猪胆汁浸炒　白芍　乌梅　党参　炙甘草　淡秋石　前胡　麦冬　川连　薤白头

徐　肺脾两虚，心营亏损。咳嗽气塞，骨蒸夜热，脉形软数，面白无华。劳损根深，夏至防剧。

怀山药　茯苓　枣仁　川贝　党参　五味子　扁豆　苡仁　款冬花　橘饼

又　脉软数为气虚，骨蒸心跳为血虚，咳嗽头眩，面色萎黄，脾肺两虚之候也。

党参　扁豆　陈皮　五味子　款冬花　茯苓　枣仁　川贝　炙甘草　红枣

奚　阳虚生外寒，阴虚生内热。热气熏于肺则咳嗽，咳久则音哑，肺遗热于大肠，则肛门结疡，皆阴虚之为病也。至于阳虚之说，一则卫外之阳，一则胃中之阳。惟胃中阳虚，呕酸水痰涎。症成劳损。今当扶土生金。

党参　五味子　川贝　半夏　金石斛　茯苓　麦冬　扁豆　陈皮　炮姜　地骨皮　十大功劳

又　投扶土生金法，谷食反减，夜热增重，乃胃阴失降，虚阳外浮也。夫脾宜升则健，胃宜降则和，胃为阳土生肺金。今诊左脉数疾，为心肝阳亢之象。肝火戕胃，心火烁金。宜其食减热增，夏令防剧。

金石斛　党参　谷芽　陈皮　川贝　石决明　川连　麦冬
半夏　沙参　五味子　茯苓

又　前方退心肝之火，养肺胃之阴，其热稍减而咳未平。
然此为肺虚而咳，本非易治之症。再从前法加减。

党参　川贝　桑白皮　五味子　沙参　麦冬　炙甘草　地
骨皮　石决明　粳米

又　咳嗽内热俱减，惟脉之细数不退，仍为可虑。

党参　地骨皮　茯苓　白芍　川贝　麦冬　五味子　沙参
炙甘草

每晨服八仙长寿丸三钱，开水送。

**张**　左寸关搏指，心肝之阳亢；右关小紧，脾胃虚寒。是
以腹中常痛，大便不实。病延四月，身有微热，是属虚阳外浮。
近增口舌碎痛，亦属虚火上炎，津液消灼，劳损何疑。当以温
中为主，稍佐清上，俾土厚则火敛，金旺则水生。

党参　炮姜　麦冬　茯苓　炙甘草　白术　五味子　灯心

**渊按：** 坤土不能坐镇中宫，虚阳因而上浮，未可以口舌碎
痛辄进清降。腹痛便溏，脾土虚寒已著，不得不温矣。

**王**　病后胃气不醒，脘腹饱胀。近增寒热恶心，痰升气逆，
咳呛口干，阻塞咽嗌，大便艰难，小便短涩，左胁有块，大如
覆杯，撑攻作痛。此因脾胃不足，肝木亢逆，清气不升，浊气
不降，攻消克伐，元气愈伤，纳谷大减，津液日枯，虚火内炽，
戕及肺胃，渐见火升颧赤、脉数内热之象，当成劳损。宜以扶
土为主，升清降浊，佐以泻火清金，俾得中气安和，自然饱胀
渐解。

党参　升麻　川连　怀山药　延胡　茯苓　柴胡　白芍

杏仁　枳壳　通草　陈皮　半夏　川楝子　苏梗　蔷薇露　枇杷叶

渊按：痰升气逆咳呛，虽有寒热，升、柴不可用。因攻克而元伤胃减，仍以连、楝苦寒，延、枳破气，无①乃矛盾，欲望中气安和，其可得乎！法虽从东垣得来，但东垣不是如此用法。用古人方，须会其意，若徒袭其貌，适为所误耳。

**杨**　先咳嗽而四肢无力，肺脾两虚。加以怒动肝木侮脾，土益受戕，脘腹胸胁撑攻。曾经吐血，乃心火乘胃，胃中瘀血上溢。大便溏薄，每月必发寒热数次。姑拟扶土生金，佐以平木。

异功散加白芍、川贝、麦冬、神曲、川连吴萸炒、川朴、沉香、五味子。

渊按：乃土虚木横而胀也。川连、川朴益其胀耳。

**又**　就脉数内热，咳嗽，脘胁仍痛而论，乃阴虚肝郁成热，肺失清肃，仍防吐血。

北沙参　陈皮　川贝　延胡　白芍　金铃子　茯苓　丹皮　橘饼　麦冬　藕汁冲服

**朱**　阴虚肝郁，郁火刑金。咳嗽痰中带血，乳房颈间皆结痰痰②，心空嘈杂，头眩目花，腰酸腿软，劳损之根。治主养阴，佐以化痰。

大生地　归身　白芍　阿胶　茯神　稽豆衣　玉竹　香附　枣仁　沙参　石决明　丹皮　紫菀　川贝　钩藤　女贞子　藕节　橘叶　红枣

**王**　脾虚气陷，肛门先发外疡。疡溃之后，大便作泻，迄今一月有余。自云下部畏冷，而两脉弦硬不柔。此谓牢脉，症

---

① 无：疑"元"字之讹。

② 痰：集成本作"痎"，疑痰后脱"核"字。

属阴虚。法以温中扶土，升阳化湿。

党参　防风根　炮姜　陈皮　冬术　川芎　补故纸　砂仁
神曲

四神丸一两、资生丸二两，和服。日三钱，开水送。

**渊按：**虽从阴虚而起，目前脾虚阳弱，不得不先治之。

**冯**　病延半载，骨蒸不已，鼻血时流，周身骨痛。营阴大
亏，虚火内亢。脉沉搏数，口燥渴饮。劳损根深，入夏防剧。
拟滋少阴，清阳明。

大生地　知母　元参　地骨皮　鳖甲　胡黄连　石膏　党
参　炙甘草　麦冬　佩兰叶

**丁**　营阴内亏，头眩心嘈，下午微寒内热。能食无力，胃
中有热则消谷，脾虚气弱则无力也。

党参　沙苑子　茯苓　川连　枣仁　知母　女贞子　白芍
冬术　麦冬　竹茹

**王**　左脉空大，肾水亏也。倦怠无力，脾气弱也。食少则
阴虚，阴虚生内热，症属内伤。

补中益气加黑山栀、白芍。朝服六味丸四钱。

**渊按：**阴虚有二，有营中之阴虚，有肾中之阴虚。营阴虚，
故从东垣，若六味地黄，则治肾阴虚。

**徐**　二月间，吐痰带血，血止之后，略兼干咳。交清明节，
咳嗽渐甚。四月初，身加发热。今诊脉细数，形容消瘦，行动
气升。此属肾气先亏于下，复因劳碌感邪，延绵不已，虑成劳
损。静养为佳。

阿胶　牛蒡子　炙甘草　茯苓　杏仁　川贝　款冬花　元
沙参　蛤壳　枇杷叶

**孙**　久有咳嗽血痰之恙，今复肛门结疡，是肺遗热于大肠。

脉数音哑，劳损之根。时当夏令，火旺金衰，颇有气逆血沸之虑。

沙参　地骨皮　阿胶　白芍　麦冬　杏仁　白扁豆　川贝　枇杷叶　丹皮　白蜜二匙，药汁调服

**高**　脉沉取数，其阴内亏，其热在里，劳损之候。症见咳吐白痰，心腹不时疼痛，痛则气满，得矢气则稍宽。病兼肝郁。据云咳嗽已及三年，初无身热，则病从痰饮而始，宜从痰饮气郁例治之。

法半夏　炙甘草　桂木　茯苓　冬术　陈皮　川贝　神曲　归身　丹皮　白芍　香附　沉香　橘饼

又　痰饮咳嗽发热，肺肾两亏，湿热不化。用苓桂术甘合二陈治其肺脾，都气丸兼治其肾可也。

苓桂术甘汤合二陈，加沉香、杏仁、川贝。

都气丸四钱，盐花汤送下。

**石**　行动短气而喘，头眩心跳，得食则胀。肝肾虚而气不纳，脾胃虚而气不运。用补中益气送下六味丸。

补中益气汤加茯神、半夏、神曲、砂仁，煎汤送下六味丸四钱。

**某**　费心太过，中气不足，湿热内蕴。咽下至胸，常若空空，行动无力，臀发湿疮。宜自安逸，防其心跳头眩。

冬术　半夏　茯苓　陈皮　归身　砂仁　党参　香附　苡仁　萆薢　桑枝

**赵**　脉沉数，手足冷，胸闷食少，脾胃衰弱。大便干燥者，肠中之津液枯也。法当温中土，润大肠，仿菟丝子丸加减。

吴茱萸　淡苁蓉　花槟榔　怀牛膝　砂仁　柏子仁　川熟附　陈皮　菟丝子　茯苓　怀山药

**渊按：** 槟榔一味，取其沉降直达下焦，引领辛润诸药至大肠耳，非欲其破滞气也。

**又** 前方加火麻仁、郁李仁、当归。

**穆** 思虑伤脾之营，劳碌伤脾之气。归脾汤，补脾之营也；补中益气汤，补脾之气也。今将二方并合服之。

党参 黄芪 冬术 茯神 归身 炙甘草 砂仁 枣仁 升麻 柴胡 制半夏 木香 陈皮

**薛** 肾气虚逆，非滋不纳；脾弱运迟，滋则呆滞。然则如何而可？曰：补肾之阳，即可以转运脾气。从仲景肾气丸化裁。

大熟地<sub>附子三分，炒</sub> 五味子 茯苓 怀山药 肉桂心 麦冬<sub>元米炒</sub> 牛膝<sub>盐水炒</sub> 山萸肉 陈皮 紫石英 补故纸<sub>盐水炒</sub> 胡桃肉

**丁** 病本阳虚土弱，而乏生生之气，故脾胃大惫。时当夏暑，温药难投，补脾虽不若补肾，然酷暑郁蒸，湿热用事，不若补脾胃为稳。

高丽参 陈皮 冬术 炮姜 茯苓 白扁豆 益智仁 谷芽

**羊** 病本阴虚，时当酷暑，潮热干咳，渐入损途。养阴冀其退热，然药宜轻不宜重，恐过滋反伤脾胃也。健脾可以加餐，然亦不宜燥，恐燥则劫烁肺阴也。姑拟一方备正。

生洋参 白扁豆 五味子 丹皮 麦冬肉 地骨皮 生苡仁 怀山药 沙参 茯苓 枇杷叶

**奚** 黄昏咳嗽，肺热也。黎明气升，肾虚也。纳食倒饱，脾虚也。补肾纳气治其下，清金化痰治其上，运脾培土治其中，三焦并治。

大生地 沙苑子 麦冬 川贝 茯苓 怀山药 六神曲

沙参　牛膝　枇把叶

**冯**　久咳痰稠，上午发热，面色青黄。左脉细数，右脉软弱。病属上损。幸大便不溏，尚未过中及下。加谨调养，交夏至节无变再议。

党参　炙甘草　怀山药　麦冬　五味子　青蒿酒炒　白芍
桂枝三分，拌炒　川贝　茯苓　白扁豆　枣仁　煨生姜

**又**　咳嗽脉细数，前上午发热，今下午亦热，阴气渐伤。大便间或带血，脾气虚也。从景岳理阴煎例。扶过夏至节，一阴来复，病无增变，庶几可延。

四君子汤合生脉散加生地　怀山药　白芍　白扁豆　川贝
阿胶　红枣

**赵**　漏疡日久，阴津暗渗。加以咳嗽气耗，考试劳神，于是咳甚气升，便溏内热、音哑喉痛等等，接踵而至。脉象细数，已成劳损。夫精、气、神为人身三宝，一有所伤，便为大患，况三者皆虚乎！敢谢不敏，幸熟察焉。

沙参　甜杏仁　麦冬元米炒　生甘草　川贝　茯苓　白扁豆
怀山药　十大功劳

**童**　年已十七，天癸未通，骨胳瘦小，先天不足也。不时鼻衄，虚火上炎也。腹痛绵绵，中虚木横也。曾见蛔虫，木横则虫动也。此属童损，先天不足之症，以后天补之，难矣。

茯苓　怀山药　陈皮　当归　茜草炭　乌药　冬术　白芍
丹皮　川椒　乌鲗骨

**廉**　肾阴虚而气升喘逆，心阴虚而心跳少寐，胃气虚而痰饮留恋，肝风动而头眩震掉，肠液枯而大便坚干。经云：肾苦燥，急食辛以润之。心苦缓，急食酸以收之。肝苦急，急食甘以缓之。肠胃津枯，当滋气血，拟都气丸意。

大生地<sub>蛤粉炒</sub> 茯神<sub>辰砂拌</sub> 半夏 炙甘草 五味子 沉香 柏子仁 石决明 怀山药 麦冬 西洋参

**李** 阴亏于下，气逆于上，抑塞于中，煎熬津液，气急痰凝，病成煎厥。本属为难，而药必清滋，效非容易。所虑酷暑将临，外受炎蒸之热，内无宁静之期，则有甚加剧耳。

鲜生地 枣仁<sub>猪胆汁炒</sub> 元参 茯神 牡蛎 女贞子 石决明 羚羊角 远志<sub>甘草汤制</sub> 竹茹

**渊按：**煎厥证，《内经》述之，世不多见。大抵水亏木燥，肝家风阳挟痰上扰，阻气机，塞窍隧，与肝风痰火有同类耳。

**朱** 心跳少寐，是血虚也。气攻作胀，是肝虚也。头眩筋惕，是肝风也。食少便溏，是脾虚也。平肝气，息肝风，养营阴，补脾土，是其治也。

制香附 青陈皮 茯苓<sub>赤白各半</sub> 归身 白芍 沙苑子 制首乌 神曲 砂仁 姜 枣

**倪** 据述有时惊悸，有时肌肉顽木，或一日溏泄数次，或数日一大便，坚干难出，惟小便常红。此心气郁结，脾气失运。失运则生湿，郁结则聚火。火则耗精，湿则阻气而气机不利矣。拟荆公妙香散加味，补益心脾，通达气机立法。

西洋参 黄芪 茯神 桔梗 远志 怀山药 麝香<sub>调服</sub> 辰砂 木香 川连<sub>盐水炒</sub> 炙甘草 麦冬<sub>元米炒</sub>

共为末，藿香陈皮汤泛丸。每朝三钱，开水送下。

**徐** 昔立斋治病，每定一方，令人服数十剂，非心精识果，乌能如此！然非病家信之真，任之专，亦乌能如此！林也不才，何敢妄希前哲，然审病既的，药当不谬。从此加鞭，以图进益。

天冬 麦冬 生地 熟地 怀山药 沙参 茯神 枣仁 牡蛎 白芍 洋参 阿胶 红枣 浮麦

此妇年三十四五，从未生育，因惊恐患怔忡头昏，耳鸣火升，发热汗出，食少便坚，将及百日。服此方三十帖见效。即将此方加重，煎膏常服，几及一年，全愈。后生一子。

**谢** 汗多表虚，便泄里虚，腹痛中虚，气升肾虚。经停肝虚，多梦神虚。三焦皆病，五脏无一不虚。姑拟培土为主，以土为万物之母也。

党参　冬术　茯苓　沙苑子　怀山药　白芍　枣仁　陈皮
五味子　白扁豆　丹皮　红枣　浮麦

**渊按**：五脏皆虚，独治后天脾胃，诚为扼要。然便泄腹痛，宜少佐温脾更妙，以阳虚甚于阴虚也。

**仁渊曰**：此编集痰饮咳嗽，五脏阴阳偏虚之证，非尽属虚劳也。若虚劳证，经谓：有所劳倦，形气衰少，谷气不盛，上焦不行，下脘不通，胃气热，热气熏胸中，故内热。言努力劳倦，伤其中气，致中气衰少，不能布化水谷，肺经治节不行，热气蕴于胸中，不得发越而生内热，乃伤脾胃氤氲之气也。治曰：劳者温之。《金匮》曰：男子平人脉大为劳，极虚亦为劳。遗精、失血、盗汗，劳之病也。治以桂枝龙牡、小建中、黄芪建中等汤，即祖《内经》"劳者温之"之法。圣圣相传，后人莫得异议。然余窃有疑焉。盖《内经》之所谓劳，乃劳伤其中气也。故以酸甘温煦之药，温之补之，使卫旺生营，脾胃阴阳之气有所倚赖，则虚可补，劳可复。若《金匮》则相火旺而遗精，阴精虚而火升失血，热蒸于营而盗汗，亦用甘酸温煦以养之。一则伤其中气，一则损其精血，病不同而治则同，此何故也？近世治法，于劳倦伤中者，祖仲景、东垣。于遗精失血者，不敢祖桂枝、建中等法，都从事于朱丹溪、葛可久滋阴之法，亦始效而终不效。良以苦寒滋降，能平炎上之火，易伤中焦之气，胃气一伤，百药莫治，故越人有上损及中，下损及中，皆不可治之说。然则丹溪、可久既不可恃，《金匮》方究竟可用否？曰：仲景为千古医祖，非贻误后人者。若内伤劳倦，于仲景、东垣法不得异议。若遗精失血，自元明后诸贤无敢用其方者，诚以相火方炎，阴血上溢，投以刚热，恐益其势耳。昔人聪明才智，岂逊于今，必有试而不合者矣。议者多疵丹溪，余则不敢出违心之论。盖滋降之法，可暂用，不可久用。审其胃气元气可任，暂投以平炎上之火，止其逆流之血，亦治之必须。否则温既助火，凉则伤中，日从事于轻描淡写，坐以待毙，亦何取乎！俟血止火降后，以甘平味厚固精纳气之药以补养之。经曰：损者益之，精不足者，补之以味。《难经》曰：损其肾者益其精，损其肺者养其气。病伤精气者，仍从精气求之，庶于病情有益耳。

## 吐血门

**叶** 血止咳不已，脉沉带数，其根犹未去也。盖气犹风也，血犹水也，咳则气逆不顺，血亦逆而不顺矣。经络不和，血不宁静，必降其气而后血不复升，亦必充其阴而后火乃退耳。

大生地 紫菀 丹皮 川贝 赤苓 元精石 甜杏仁 沙参 赤芍 枇杷叶

**渊按：**此喻妙极，从《内经》"天暑地热"悟会得来。

**尤** 血止干咳，阴虚也。急以生津救肺。

沙参 丹皮 麦冬 茯神 五味子 桑白皮 蛤壳 川贝 鲜藕 甜杏仁

**侯** 脉数血涌，胃气大虚。胸中痞塞，大便带溏，是痞为虚痞，数为虚数。咳血三月，今忽冲溢，唇白面青，断非实火。

大凡实火吐血，宜清宜降；虚火吐血，宜补宜和。古人谓见痰休治痰，见血休治血，血久不止，宜胃药收功。今援引此例。

人参一钱　白扁豆一两　川贝三钱　茯苓三钱　藕汁一杯，冲　好墨汁三匙，冲

又　脉数退，血少止，而反恶寒汗出。盖血脱则气无所依，气属阳，主外，卫虚则不固也。最怕喘呃暴脱。犹幸胸痞已宽，稍能容纳。仿血脱益气例。经曰：阳生阴长。是之谓耳。

人参　炒扁豆　五味子　炙甘草　炮姜炭　怀山药　藕汁

又　血脱益气，前贤成法。今血虽大止，而神气益惫，唇白面青，怕其虚脱。欲牢根底，更进一层。

人参　炮姜　陈皮　大熟地砂仁拌炒　麦冬　冬术　炒扁豆　五味子　附子秋石汤制）

灶心黄土煎汤代水。

又　肝肾之气从下泛上，青黑之色见于面部。阴阳离散，交子丑时防脱。勉拟镇摄，希冀万一。

人参　大熟地　紫石英　五味子　麦冬　肉桂　茯苓　青铅　坎炁

又　血止三日，痰吐如污泥且臭，是胃气大伤，肺气败坏而成肺痿。痿者，萎也。如草木萎而不振，终属劳损沉疴。《外台》引用炙甘草汤，取其益气生津，以救肺之枯萎。后人用其方，恒去姜、桂之辛热，此症面青不渴，正宜温以扶阳。但大便溏薄，除去麻仁可耳。

人参　炙甘草　麦冬　阿胶　大生地　炮姜　五味子　肉桂　紫石英

又　病势仍然，从前方加减。

前方去炮姜，加制洋参。

**又** 连进炙甘草汤，病情大有起色。但咳呛则汗出，肺气耗散矣。散者收之，不宜再兼辛热，当参收敛之品。

人参　大熟地沉香末拌炒　炙甘草　阿胶　五味子　黄芪　粟壳　大枣

**渊按：**如此险证，一丝不乱。景岳所谓非常之病，非非常之医不能治。

**某** 久咳失血，精气互伤。连进滋补，颇获小效。但血去过多，骤难充复。从来血症肺肾两虚者，宜冬不宜夏。盖酷暑炎蒸，有水涸金销之虑。今交仲夏，宜日饵生津益气，大滋金水之虚，兼扶胃土，则金有所恃。且精气注成于水谷，久病以胃气为要也。

制洋参　大熟地　麦冬　黄芪　怀山药　大生地　五味子　茯苓　陈皮　炙甘草　白扁豆　党参

**又** 血止，胃稍醒，仍守前法。

前方加粟壳蜜炙。另用白及一味为丸，每朝服三钱。

**朱** 中气素虚，兼患痰饮，冬必咳嗽。近劳碌感寒，忽气升吐血，微寒发热，汗则心嘈。其血必三日一来，寒热亦三日一作。盖热邪内炽，逼血上行，病在三阴之枢，恐其下厥上竭，冲溢喘脱。

麻黄　西洋参　白芍　麦冬　五味子　归身　炙甘草　黄芪　川贝　荆芥炭　茅根　藕汁

**渊按：**汗出心嘈，营阴虚矣。麻黄总属不宜。

**邢** 先天不足之体，曾发虚痰，溃而将敛。交春阳气升发，渐觉喉痒，咳嗽，二三日来，忽然吐血。今又大吐血，色鲜红。诊脉细促，心嘈若饥。一团虚火，炎炎莫御。用药虽已清降，亦当预顾真阴。否则恐血脱阴伤而晕。

生地　沙参　丹皮炭　茜草炭　小蓟炭　阿胶　麦冬　五味子　朱茯神　京墨汁三匙　童便一杯，冲

又　照前方加川贝、茅根。

又　节届春分，阳气勃勃升动。血证际此，稍平复盛。良以身中之肝阳，应天时之阳气上升无制，故又忽然大吐。急当休养其阴，兼以清降。所恐火愈降而阴愈伤耳。

羚羊角　元参　鲜生地　丹皮　大生地　茯神　麦冬　阿胶　茜草炭　石决明　侧柏叶汁　茅根　藕汁

**渊按：**降火滋阴，亦不得不然之势。

**张**　阴虚内热，咳嗽痰红，脉数无神，渐延劳损。

沙参　白芍　川贝　丹皮　白扁豆　麦冬　甜杏仁　茯神　丹参　茜草炭　百合一两，煎汤代水

**吴**　血色紫而有块，此属肝火乘胃，瘀凝上泛也。仿缪仲醇法。

阿胶蒲黄炒　丹皮　白芍　苏子　鲜石斛　降香　大黄醋炒成炭　藕汁　黑山栀　白扁豆　枇杷叶

**程**　咳嗽而至于失血音哑，津液枯槁，劳损成矣。脉形细弱，精气内亏。《内经》于针药所莫治者，调以甘药。《金匮》遵之而立黄芪建中汤，急建其中气，俾饮食增，津气旺，阳生阴长，而复其真阴之虚，盖舍此别无良法也。今仿其意而损益之。

黄芪秋石三分，化水拌，炙焦　茯神　白芍　麦冬　川贝　生甘草　炙甘草　玉竹　沙参　橘饼

**顾**　酒客湿热熏蒸，肺受火刑而失清肃之令。咳嗽音哑，吐血痰红，喉痹干燥，是皆肺火见证，尚非全属阴虚。虽然火亢不息，久必伤阴，究宜戒酒为上。治以清肃高源，兼养胃阴为法。

沙参　甜杏仁　丹皮　元参　山栀　川贝　茜草炭　枳椇子　藕汁　茅根

**某**　始由寒饮咳嗽，继而化火动血。一二年来，血证屡止屡发，而咳嗽不已，脉弦形瘦，饮邪未去，阴血已亏。安静则咳甚，劳动则气升。盖静则属阴，饮邪由阴生也；动则属阳，气升由火动也。阴虚痰饮，四字显然。拟金水六君同都气丸法，补肾之阴以纳气，化胃之痰以蠲饮。饮去则咳自减，气纳则火不升。

大生地<sub>海浮石拌炒</sub>　半夏<sub>青盐制</sub>　麦冬<sub>元米炒</sub>　五味子<sub>炒</sub>　紫石英<sub>煅</sub>　丹皮<sub>炒成炭</sub>　牛膝<sub>盐水炒</sub>　怀山药<sub>炒</sub>　蛤壳<sub>打</sub>　诃子　茯苓　青铅　枇杷叶<sub>蜜炙</sub>

**渊按：**咳血一证，非尽由阴虚。若痰饮久咳，乃胃络受伤，胃气不降，血从气逆而来。治痰饮，降胃气，血自止矣。徒事滋阴，恐气愈逆而血愈多也。

**范**　脉虚数，两尺愈虚。心肝脾胃俱受其病，惟肾独虚。心肝火亢，肺胃受戕，痰由湿生，血随气逆，咳嗽黄痰带血，掌中觉热。法宜养肾之阴，以清心肝之火，而肃肺胃之气。

大生地<sub>海浮石拌</sub>　丹皮炭　沙参　川贝　白扁豆　甜杏仁　茜草炭　生苡仁　阿胶<sub>米粉炒</sub>　茯苓　藕节　枇杷叶

**顾**　头痛呕血，皆在上午，阳经之火无疑。法以清降。

犀角　羚羊角　麦冬　石决明　生石膏　知母　丹皮<sub>炒焦</sub>　竹叶　钩藤

**又**　清泄阳明之火，头痛已减，仍用前法。

羚羊角　元参　生石膏　麦冬　泽泻　知母　石决明　淡芩　生甘草

**许**　形寒饮冷则伤肺，两寒相感，中外皆伤，故气逆而咳嗽也。咳而欲呕曰胃咳。加以用力劳动，阳络受伤。痰中带血，久而不已，易入损门。

旋覆花　代赭石　杏仁　丹皮　郁金　半夏曲　款冬花　橘红　紫菀　茯苓　枇杷叶

某　咳嗽吐血，晡热便溏，腹中有块攻痛。肺肾阴伤，脾阳复弱，肝木横于中矣。饮食少纳，仓廪空虚，心如悬磬，何恃不恐？

党参　白芍吴萸三分，拌炒　怀山药　枣仁　新会皮　川贝　款冬花　丹皮炒焦　茯神　沙苑子　生谷芽

某　饥饱劳伤，其病在胃，胃为多气多血之乡，胃伤则血从吐出。拟和胃、降气、化瘀法。

沙参　生苡仁　丹皮炒焦　茜草炭　杏仁　郁金　炙甘草　桃仁泥　白扁豆　茯苓　藕节

某　咳嗽成劳最难治，《十药神书》传葛氏。生津顺气化痰浊，补血安神分次第。病经一载元气亏，节届春分恐危殆。安谷则昌古所言，姑拟一方补脾胃。

玉竹　怀山药　生苡仁　白扁豆　川贝　茯苓　甜杏仁　款冬花　生谷芽　沙参

朱　操劳思虑，阴津元气内亏，脾失运而生痰，肺失降而为咳。痰中带红，时生内热。劳损之根，勿得轻视。

大熟地　川贝　生苡仁　怀山药　丹皮炒焦　甜杏仁　麦冬　茯神　半夏　枇杷叶

吕　脉数左寸独锐，心经有火，吐血不止，法宜清养。

犀角　鲜生地　淡芩　阿胶蒲黄炒　丹皮炒焦　山栀　杏仁　茜草炭　茅根　藕节

庞　去秋咳嗽，些微带血，已经调治而痊。交春吐血甚多，

咳嗽至今不止，更兼寒热，朝轻晡甚，饮食少纳，头汗不休。真阴大亏，虚阳上亢，肺金受烁，脾胃伤戕，津液日益耗，元气日益损。脉沉细涩，口腻而干。虚极成劳，难为力矣。姑拟生脉六君子汤，保肺清金，调元益气。扶过夏令再议。

生洋参　沙参　麦冬　五味子　白扁豆　制半夏　茯神陈皮　炙甘草　枇杷露　野蔷薇露各一小杯，冲服

生脉散保肺清金。六君子去术嫌其燥，加扁豆培养脾阴，土旺自能生金也。不用养阴退热之药，一恐滋其①腻肠，一恐凉则妨胃耳。从来久病总以胃气为本，经云：有胃则生。此其道也。

雷　久咳带血，今又音哑咽痛，此怒动肝火，肺失清肃，所谓金破不鸣。宜培土生金，稍佐降火。

沙参　甜杏仁　白扁豆　元参　茯苓　桔梗　生苡仁　蝉衣　川贝　玉竹　白蜜　猪板油同蜜烊化，冲服

薛　吐血鼻血，牙血发斑，斑中出血，阳明之火极炽。而腹满濡软，少阴之气不运。病已三月，血有间断，有瘀血在腹中故也。食少，身热，脉数，其阴已虚。拟养阴化瘀，清胃和中。

大生地　五灵脂醋炒　归身炭　犀角　白芍　炮姜炭　茜草炭　茯苓　丹皮炭　焦山栀　荆芥炭　延胡索醋炒　陈皮盐水炒　鲜藕

又　血上下溢，责之中虚，而邪复扰之。血去既多，余热上炽，鼻血时流，便血时下，中州之扰犹未已也。安中州，清热邪，理中汤加味治之。

---

① 其：疑作"则"。

西洋参元米制 白术炭 牛膝炭 黄芩 炙甘草 茜草炭
丹皮炭 炮姜炭 赤苓 百草霜 伏龙肝

**渊按：**脾阴虚而伏热扰血分，黑归脾、黑地黄最合。

**某** 吐血时发时止，阳络受伤，或挟瘀凝而然，不足虑也。
血止之后，喉痒干咳，却不相宜。夫干咳则气热而火动，火动
则难免其血之不来。倘加内热，易入损途。刻下胃纳甚少，先
议养胃阴一法。

川石斛 丹皮 郁金 茯苓 炙甘草 生苡仁 麦冬 沙
参 川贝 白扁豆 鲜藕

**薛** 痰饮久咳，咳伤肺络，失血。脉不数，舌苔白。不必
过清。但顺气化痰，气顺则血自归经，痰化则咳嗽可止。

苏子 杏仁 川贝 茜草炭 郁金 桑白皮 丹皮 蛤
壳 冬瓜子 藕节 枇杷叶

**渊按：**非但不可过清，直不宜清耳。仲景云：痰饮须以温
药和之。可谓要言不繁。

**华** 咳嗽内伤经络，吐血甚多。脉不数，身不热，口不渴。
切勿见血投凉，法当益胃，拟理中加味。

党参元米炒 白扁豆炒焦 炙甘草 炮姜 白芍 归身
炭 血余炭 丹皮炭 杏仁 藕节 陈粳米

**李** 伤酒吐血，血出于胃。虽属无妨，其阴久亏。拟和胃
降火法。

鲜石斛 川贝 丹皮 白扁豆 茯苓 山栀 白芍 沙参
炙甘草 元参 茅根 鲜藕

**钱** 内则阴虚有火，外则寒邪深袭。失血咳嗽，又兼三疟，
病已数月。疟来心口酸痛，胸腹空豁难过。经云：阳维为病苦
寒热，阴维为病苦心痛。此阴阳营卫之偏虚也。拟黄芪建中法，

和中脏之阴阳而调营卫，复合生脉保肺之阴，复脉保肾之阴。通盘合局，头头是道矣。

归身炭　炙甘草　大生地砂仁炒　五味子　鳖甲　黄芪　青蒿　沙参　白芍桂枝三分，拌炒　阿胶　麦冬　煨生姜　红枣

**渊按：**三疟寒热，并非阳维为病。心口酸痛难过，乃胃有寒痰，肝有蕴热，肺胃失顺降之常，再袭寒邪而咳血矣。腻补之方，恐不相合。

**殷**　肝胃不和，脘痛呕酸，兼以酒湿熏蒸于胃，胃为多气多血之乡，故吐出瘀血甚多。血止之后，仍脘中作胀，呕吐酸水。法宜调和肝胃，切戒寒凉。

制半夏　陈皮　郁金　乌药　桃仁泥　炮姜炭　延胡　茯苓　香附　枳椇子　苏梗

**孙**　热在中脘部分，时吐红痰带臭，不甚咳嗽。病在于胃，留热伏于中宫。法当清泄。

犀角　冬瓜子　射干　当归　桃仁　苡仁　元明粉　川贝　连翘　大黄酒浸炒　金银花

**又**　不咳嗽，但吐红痰如脓，自觉灼热在胃脘之中，将及二月。此非肺痈，乃瘀伤湿热留胃中故也。当以清化。

川贝　冬瓜子　当归　苡仁　沙参　连翘　川石斛　金银花　赤豆　芦根

**郁**　历春夏秋，血症屡发。诊脉虚弱，形容清瘦，年方十七，精未充而早泄，阴失守而火升。异日难名之疾，恐应褚氏之言。治宜滋水降火，须自保养为要。

大生地　生洋参　丹皮炭　茯神　白扁豆炒焦　怀山药　茜草炭　阿胶蒲黄炒　麦冬　茅根　莲肉　鲜藕

**仁渊曰：**少年咳血，多起于遗精，遗精多由于妄想。夫男

子二八，精道通，情欲念起，起而不遂，则相火时动，动而不已，致精关不得闭固，则梦交精滑。阴精下虚，相火上炎，迫其血府，咯血之症生焉。中年之辈，由劳碌伤阴，阴气内虚，最易怒动肝火，火迫其血，血遂上溢。始也咯血不咳嗽，既而胃气失降，肺脏为相火煽灼，或稍感微邪，渐增咳嗽，劳损成矣。夫咯血易治，咳嗽难医。所以然者，咯血为火炎迫血，气逆血溢，寻其源而清之、降之、养之、和之，或不因火迫而吐者，亦随其证而调之，无有不止者。若咳嗽则下焦阴气既虚，胃气逆而肺气亦耗，阴火时时上炎，肺无宁静之日，愈咳愈伤，愈伤愈咳，不至水涸金枯，土败不已。故咯血证一加咳嗽，十死八九。亦有先咳嗽而后带血者，此先损其肺，后及其肾也。其寒热者，营卫虚而金火相争也。盗汗者，肺气虚而卫不固，营为热迫也。咽痛者，肺阴枯而虚火上冲。便溏者，脾不守而金绝土败，死期至矣。即越人上损下损及中不治之谓，盖后天之生生亦绝矣，此论阴虚咳血则然。若不由阴虚者，如痰饮久咳，胃气逆而络伤，过饥过饱，疾行伤其胃络，郁热壅于肺胃，负重努力，斗殴伤络，更有妇人肝经壅热，经不顺行，皆有咯血呕血证，未可见血即事滋阴凉降，须求其本而治之。夫治血莫若顺气。气为血帅，气降而血自降，气顺而血自归经。即咳嗽一证，切勿沾沾治肺。盖咳虽属肺，其致咳不在肺而在肾。夫肾，藏精者也。肾藏精虚，肾气无所依恋，上冲阳明，煽动肺脏，胃气逆不得降，肺欲不咳，安可得乎？古人谓肺犹钟也，钟不自鸣，有击之而后鸣。医者不去其鸣钟之具，而日磨沙其钟，钟破而鸣如故。此言深有至理。王应震云：见痰休治痰，见血休治血；喘生勿耗气，遗精不渗泄，明得此中趣，方是医中杰。当三复斯言。

## 臌胀水肿门

**陆** 经停一载有余，肝气不时横逆，胸脘胁肋疼痛，呕吐酸水，大腹日满，青筋绽露，此属血臌。盖由肝气错乱于中，脾土受困，血海凝瘀，日积月大，状如怀子，而实非也。今病已极深，药力恐难见效。

川楝子　丹参　归尾　香附<sub>盐水炒</sub>　延胡索　五灵脂<sub>醋炒</sub>　陈皮　砂仁　红花　淡吴萸

**朱** 肿胀已退，脉象较前稍大，汗出至膝而止。阳气有流通之象，阴湿有消化之机。今以温理中州，中州得运，庶几决渎流通，寒转为温，否转为泰矣。然须调养百日，庶无反复之虞。

熟附子　冬术　茯苓　通草　桂枝　焦六曲　牛膝　陈皮泽泻　姜皮

**又** 肿胀由乎脾肾，阳虚水湿偏淫。通阳化湿水邪平，方法原为对证。面目四肢俱瘪，单单大腹膨脝，更兼遗泄再伤阴，久病恐难胜任。

桂枝　陈皮　冬瓜皮　益智仁　姜皮

另　六味丸三钱，药汁送下。

**王** 湿热素伏下焦，皮肤顽癣。近感风邪着腠理，陡然寒热，面目上部先肿，蔓延中下，今大腹阴囊足胫悉肿。据云阳物暴缩，足冷，似属阴寒，然鼻中热气上冲，此乃阳被湿郁，气不宣通，非阳衰可比。夫诸湿肿满，皆属于脾，而肺主一身气化，俾得肺气宣通，斯风与湿自然而解。

射干　杏仁　大腹皮　苡仁　茯苓　泽泻　桑白皮　冬瓜

子　通草　丝瓜络　沉香　琥珀　枇杷叶

**渊按**：阳被湿遏，肺气不得宣通，乃麻黄连翘赤小豆汤为的对。五皮饮虽加杏仁、射干，恐仍不能开泄肺表。

复　鼻头色微黑者，有水气。腹满足浮囊肿，水泛而侮土也。腹中气攻胀痛，土虚则木横也。欲泄水，必崇土；欲平气，必疏木。

川连吴萸炒　沉香　白术　葶苈子　茯苓　大腹皮　香附陈皮　川朴　泽泻

**渊按**：中焦阳气伤矣，左金非崇土之方。肺失通调，膀胱不化，何不用桂枝，且能疏木。

复　面黧腹肿，脉沉而细。此脾肾之阳不化，水湿阻滞于中。症防加剧，姑且渗湿通阳。

白芍肉桂炒　茯苓　猪苓　白术　大腹皮　细辛　泽泻川朴　陈皮　焦六曲　麦芽　香橼皮

金　风湿相搏，一身悉肿，咽痛发热，咳而脉浮，拟越脾法。

麻杏甘石加赤苓、腹皮、通草。

复　风水者，在表之风邪与在里之水湿合而为病也。其症头面肢体浮肿，必兼咳嗽，故为风水。更兼食积，其腹必满。三焦不利，法当开上、疏中、达下治之。

羌活　防风　枳壳　杏仁　大腹皮　川朴　茯苓　橘红泽泻　莱菔子　桑皮　青葱　生姜

**渊按**：羌、防不如麻黄，专开手太阴之风水。故古人有越脾、麻黄赤豆等治表实肿胀，无羌、防等方也。细参本草，自无此等杂治。

冯　产后数十日，忽发肝风。心荡不痊，继以血崩。今周身浮肿，气逆不得安卧，头眩，口不渴，病势夜重。血虚气胜，木旺土弱也。土弱不制水，水反侮土，土既受木克，又被水侮，是为重虚。欲培土，先补火，佐以泄木。即《内经》"虚者补之，盛者泻之"之义。

肉桂　冬术　茯苓　泽泻　大腹皮　木香　陈皮　炮姜　神曲　通草　血珀

**渊按：** 温而不燥，补而不滞，和养肝脾之气，以招失亡之血，其胀自消。

**秦**　腹胀足肿，纳食则胀益甚。湿热挟气，填塞太阴，臌胀重症。

川朴　赤苓　大腹皮　青皮　泽泻　枳壳　黑丑　山楂炭　甘遂面包煨　通草　生姜

**复**　腹胀稍宽，足仍浮肿。运脾化湿，冀其渐平。

川朴　赤苓　大腹皮　川椒目　苍术　泽泻　陈皮　焦六曲　黑丑　通草　枳壳　生姜

**渊按：** 二方乃湿热实胀治法。

**三诊**　腹盈月余，得食则胀甚。两进攻消运脾之法，胃脘之胀已松，大腹之满未化，再议疏通消导。

旋覆花　五加皮　赤苓　泽泻　槟榔　黑丑　鸡内金　木香　通草　砂仁

**朱**　腹满，面黄，足肿。近因戽水受寒，又加疝痛。脾虚有湿，肾虚有寒。防其疝气上攻，大腹益满。

平胃散去甘草，加茯苓、小茴香、神曲、吴茱萸。

**杨**　脉沉，小便不利，面目、肢体、大腹、阴囊悉肿，病属里水。鼻中流血，喉间略痛，肺家有郁热也。拟越婢汤。

蜜炙麻黄　杏仁　甘草　石膏　白术　赤苓　泽泻　陈

皮　防己　淡芩

复　水湿侵入经络，外溢肌肉。发汗利水诸法，效而不愈。今拟通阳渗泄。

五苓散加巴戟肉、川朴、车前子、陈皮、牛膝、五加皮、大腹皮、姜皮。

王　病后脾虚气滞，浮肿食少，大便溏泄，法当温脾。

党参　茯苓　泽泻　木香　冬术　炮姜　茯神　神曲　砂仁　谷芽

张　痢后阳虚，水湿不化，腹满面浮足肿，而色青黄，脉来虚细。虑延臌胀重症。

川熟附　猪苓　茯苓　白术　党参　上肉桂　泽泻　陈皮　神曲　砂仁

又　温通脾肾之阳，疏利决渎之气，冀其胀消肿退。

熟附子　肉桂　白术　猪苓　泽泻　茯苓皮　冬瓜皮　川朴　陈皮　通草

**渊按：**两方治半虚半实，乃通阳泄水法。

尤　脾虚木横，腹中结癖，寒热似疟，延及半载。惟脾虚则营卫不和，故寒热；惟肝横则气血凝滞，故结瘕。今食少便溏，舌红口渴，大腹日满，足跗浮肿，形肉瘦削，脾肾阴阳两伤。际此火亢金衰之候，火亢则阴益虚，金衰则木无制，深秋水土败时，虑其增剧。急宜健运和中，稍兼消暑。喻嘉言所谓刚中柔剂，能变胃而不受胃变。此法是矣。冀其脾胃稍醒为吉。

连理汤加陈皮。

朱　时令水湿内袭，与身中素有之湿热相合，骤然浮肿，充斥上下三焦。拟宣表泻里之法，以消其水。

香薷　川朴　通草　大腹皮　赤苓　泽泻　杏仁　滑石

车前子　莱菔子　葶苈子　葱白头

**某**　痞块由大疟日久而结，多因水饮痰涎与气相搏而成，久则块散腹满，变为臌胀。所谓癖散成臌也。脉细如丝，重按至骨乃见弦象，是肝木乘脾也。口干，小便短少，是湿热不运也。匝月腹日加大，急宜疏通水道，泄木和中。

五苓散加川朴　姜汁炒川连　青皮　陈皮　大腹皮　木香　车前子　通草

附：厚朴散

川朴姜汁炒，三钱　枳壳三钱，巴豆七粒合炒黄，去巴豆　木香晒干，研，三钱　青皮醋炒，三钱　陈皮盐水炒，三钱　甘遂面包煨，三钱　大戟水浸，晒干，炒，三钱　干姜炒黄，三钱

共为末。每服一钱，用砂仁、车前子泡汤调下。是治癖块散大成臌之妙剂。

**渊按：**此方诚妙。但可施正气不虚者。若久病及老年气血衰弱之人，恐目前稍松，转瞬而胀益甚，将不可治，用者宜审慎之。

**僧**　水肿自下而起，腿足阴囊，大腹胸膈，泛滥莫御。今先从上泻下。肺主一身之气，又曰水出高源，古人开鬼门，洁净府，虽从太阳，其实不离乎肺也。

葶苈子　杏仁　川朴　陈皮　茯苓　川椒目　生姜　大枣

控涎丹，每日服五分。

**渊按：**水肿实证，治法如是。经云：其本在肾，其末在肺。葶苈泻肺，椒目泻肾。控涎丹不及舟车丸合拍。

**某**　暑湿伏邪挟积，阻滞肠胃，中州不运。大腹骤满，腹中时痛，痛则大便黏腻，色红如痢，小水短少。脉沉滑数，是积之征也。拟大橘皮汤送下木香槟榔丸。

四苓散加橘红、大腹皮、木香、木通、滑石、砂仁末、川朴。

煎汤送木香槟榔丸三钱。

**又** 气与水相搏，大腹骤满，脉沉，小便不利，大便欲泄不泄。法以疏气逐水。

香薷 大茴香 泽泻 莱菔子 赤苓 大戟 甘遂 枳壳 黑白丑 生姜

**王** 内有湿热，外着风邪，风与水搏，一身悉肿。此属风水，当发汗。

羌活 香薷 陈皮 防风 赤苓 焦六曲 通草 葱白 生姜

**某** 腹但胀而不满者，属气，乃木乘脾土也。

川连姜汁炒 香附 砂仁 川朴 青皮 焦六曲 怀山药 茯苓 陈皮 泽泻

**渊按：**黄连治胀，乃开中州湿热也。土虚木乘之胀，大非所宜。

**陆** 疟后湿热内蕴，脾胃之气不利，为口糜，为腹胀。姑先和中清化为法。

川朴 川连 焦六曲 赤苓 大腹皮 枳壳 泽泻 黑山栀 陈皮 砂仁

**渊按：**连、朴此证甚合。

**张** 木旺乘脾，腹胀如鼓，形瘦脉细，症属瘅胀。法当温通。

淡干姜 茯苓 川朴 砂仁 怀山药 吴茱萸 陈皮 泽泻 大腹皮

金匮肾气丸五钱，开水送。

**渊按：**虚胀治法，以川朴易党参则善。

**陶** 年甫十三，断无忧郁之理，而腹满如臌，微微内热，将及两月，其义何居？良以童心太甚，饥饱不调，冷热不节，向有胃寒呕酸之疾，今反不呕，腹渐胀大，饮食不纳，内热时生。是非劳碌伤脾而失运，寒饮停聚而腹胀也。脾虚故内热生，单单腹胀，名之单胀，然治法不同也。今以温利中州，稍佐苦泄，取柔中之刚，能平胃而和脾。

党参　茯苓　半夏　陈皮　白芍　川连<sub>吴萸炒</sub>　炮姜　泽泻
川朴　冬瓜皮

**渊按：**饮食不节伤脾胀，宜佐消导，如鸡金、谷虫之类。

**孙** 疮疥平面浮起，渐至腹满，胸闷气塞，小便不利，肿势日甚。水湿之气，一无出路，证成疮臌，防加气急。发汗而利小便，是两大法门。

麻黄　杏仁　白术　泽泻　茯苓　猪苓　葶苈子　川朴
通草　车前子　姜皮

**又** 肿势已平，小便通利。前方加减。

防风　白术　半夏　茯苓　陈皮　泽泻　杏仁　川朴　通
草　葶苈子　车前子　葱白头　姜皮

**孙** 脾虚胀满，面浮足肿，小便不利。脉形细数，元气大亏。虑其喘急之变。

党参<sub>元米炒</sub>　牛膝　茯苓　巴戟肉　陈皮　泽泻<sub>盐水炒</sub>　车
前子　冬术<sub>土炒</sub>　怀山药　苡仁　杞子炭　生熟谷芽

**沈** 先泄泻而后目盲。服单方，目明而渐腹满，是脾虚木横。又服草药，寒性伤中，病成臌胀。其根已久，恐难骤效。

焦白术　冬瓜皮　川朴　茯苓　陈皮　焦六曲　大腹皮
泽泻　砂仁　苡仁　陈香橼皮

杨　两尺脉滑，湿热积滞在于下焦。小便不利，大腹胀满，是下焦不利，中焦气不通也。

肉桂　赤苓　猪苓　白术　泽泻　大戟　神曲　陈皮　冬瓜皮　姜皮

冯　风水相搏，一身面目悉肿，咳嗽，气升不得卧。症势险重，用越脾法。

麻黄　生甘草　杏仁　石膏　赤苓　泽泻　陈皮　葶苈子　大腹皮　生姜　大红枣

又　用越脾法，虽得微汗，手肿稍退，余肿未消，咳嗽气急。良由劳碌之人，脾胃不足，急不行运。今以扶脾和中理气，宣达三焦，冀其气化流通。

冬术　生芪皮　大腹皮　防己　陈皮　防风　茯苓皮　冬瓜皮　姜皮

何　内有湿热生疮，外受风寒浮肿。风湿相搏，症成疮臁。防加喘急。

防风　羌活　杏仁　大腹皮　橘红　赤苓　桔梗　荆芥　川朴　桑叶　通草

杜　风水相搏，一身暴肿，上则咳嗽，喉有痰声，下则溏泄，小便不利。发汗而利小便，是其大法。计不出此，迁延匝月，节近清明，天气温暖，肺胃久蕴之风，从中暗化为热。反服肾气汤方，意欲通阳化水，阳未通而阴先劫，水未化而火反起矣。于是舌燥唇焦齿黑，心烦囊缩，胸腹肤红，危险之象，已造极中之极。勉拟清肃肺胃，存阴泄热，以冀转机为幸。

生石膏　杏仁　通草　茯苓皮　豆豉　北沙参　麦冬　川贝　丹皮　芦根　鲜薄荷根

绿豆汤代水。

又　肺得热而不降，肝有火而上升，胃居于中，受肝火之冲激，欲降不能，而反上逆，由是呕吐不纳矣。昨用清金以通决渎，幸水道已通，高原得清肃之令。然中焦格拒，艮阳失游溢之权，似宜转运其中。但肝火炽甚，徒运其中无益也。当清肝之亢，以衰木火之威，胃不受肝之克，而中气得和，则呕可以宁矣。

川连姜汁炒　黄芩姜汁炒　半夏　泽泻　陈皮　黑山栀　竹茹姜汁炒　茯苓皮　川贝　芦根　枇杷叶　当归龙荟丸三钱

绿豆生姜汤送下。

**渊按：** 风水坏证也。两方应变俱佳。

**尤**　疟止之后，腹胀足肿，湿热内归太阴，防成疟臌。但小便清利，是属脾虚。拟浓朴温中汤加味。

川朴　茯苓　陈皮　干姜　草豆蔻　木香　半夏　冬瓜皮姜皮

**廉**　脾有湿热积气，渐渐腹满足肿，纳食则胀，证成气臌。

白茯苓　川朴　白术　苡仁　苏梗　五加皮　泽泻　陈皮　砂仁　通草

**奚**　湿热内阻肠胃之间，横连膜原。膜原者，脏腑之外，肌肉之内，膈膜之所舍，三焦决渎之道路。邪留不去，是为肿胀。胀属气，肿属水。是必理气而疏决渎，以杜肿胀之萌。

黑白丑各五钱　莱菔子一两　砂仁一两

用葫芦大者一枚，将三味纳入，再入陈酒一大杯，隔汤煎一炷香。取出葫芦中药，炒研为末，再以葫芦炙炭共研和。每晨服二钱。

**惠**　湿伤脾肾之阳，先腰痛而后足肿，脘中作痛，口沃酸水。用甘姜苓术汤合五苓散加味。

甘草　干姜　茯苓　白术　猪苓　泽泻　肉桂　半夏　陈皮　通草　五加皮

**渊按**：沃酸一证，《内经》言热，东垣言寒，究竟辛通药最效。

又　前用辛温通阳，甘淡祛湿，脘痛，足肿，呕酸等症皆除，惟跗肿未退。减其制以调之。

白术　茯苓　泽泻　川断　苡仁　牛膝　陈皮　通草　桑白皮　五加皮

**薛**　先足肿而后腹满，面浮，寒湿伤于下而渐上攻也。通阳化湿以利小便立法。

桂枝　泽泻　陈皮　川朴　桑白皮　莱菔子　五加皮　茯苓皮　半夏　大腹皮　姜皮

**骆**　疮之湿热与肝之气郁互结于里，近感风温，寒热咳嗽，骤然浮肿，证属疮臌。

苏梗　杏仁　川朴　桔梗　赤苓　泽泻　枳壳　橘红　大腹皮　茯苓　莱菔子　姜皮

又　湿挟热而生疮，风合湿而为肿。风从外入，故寒热而咳嗽。湿自内生，故腹满而气急。用仲景麻杏[①]苡甘汤加味。

麻黄　杏仁　苡仁　甘草　川朴　滑石　连翘　淡芩　枳壳　莱菔子　元明粉　薄荷叶

共研粗末，滚汤泡服。

又　四肢面目肿退，而腹满未宽。在表之风寒虽解，在里之湿热未治。今拟宽中理湿。

赤苓　苡仁　陈皮　大腹皮　杏仁　泽泻　莱菔子　川

---

① 杏：原作"黄"，据《金匮要略》改。

朴　通草　枳壳　姜皮

**白**　火炎于上，水溢高原。肺金受邪，面红浮肿，唇鼻俱赤，而有皮烂之形。腹部腿足亦肿，三焦俱受其病矣。行步咳喘，邪在手太阴无疑。用吴鹤皋麦门冬汤泻火泄水为法。

麦冬　冬瓜皮　通草　姜皮　桑白皮　丝瓜络　枇杷叶
陈粳米

**渊按：**此水肿之变证也。用轻清宣化上焦，所谓轻可去实。

**范**　下有湿热，上受风温，初起寒热，即便周身浮肿，咳嗽气塞，似与风水同例。拟越脾加术汤。

麻黄　葶苈子　半夏　赤苓　焦白术　桑白皮　射干　通
草　杏仁　大腹皮　冬瓜皮　姜皮

**诸**　面肿曰风，足胫肿曰水。盖风伤于上，湿伤于下，气道蕴塞，肺失宣降，脾失转输，上则咳喘，下则溲涩，中则腹满，而水肿成焉。证名风水，载于《金匮》。病在肺脾，法以开上、疏中、渗下，从三焦分泄。

二陈汤　前胡　射干　川朴　泽泻　车前子　羌活　桔梗
桑白皮　大腹皮　通草　姜皮

**范**　伏邪湿热，内蕴太阴、阳明。身热腹满，面浮足肿，两膝酸痛，小便短少。拟通经络以解表，燥湿热以清里。

羌独活　防风　川朴　陈皮　大腹皮　苡仁　柴胡　前胡
泽泻　赤苓

**渊按：**湿热作胀，病在太阴阳明脾胃，从败毒散加减，以分疏其内伏之邪。既有身热，宜佐苦寒一二味泄之，所谓苦辛通降，甘淡分利之法也。

**仁渊曰：**《内经》言：胀者，皆在脏腑之外，排脏腑而郭胸胁。此气胀也。其本在肾，其末在肺，此水胀也。五脏六腑皆有胀，统气与水而言之也。石瘕、肠覃，女子血凝气滞而病胀也。后贤分虚实寒热，在气在血，法已大备，似无庸再议。然余观劳损者病在精，肿胀者，病在气，无论气臌、水臌、血臌，最重在肺脏。盖肺主一身治节，管领五脏六腑之气。肺气一伤，周身治节不行，于是脾失健运，肝木横逆而为气臌；肾失枢转，膀胱水道不利而为水臌；肝失疏泄，气滞血凝而为血臌。谓非皆由肺气伤残，不能化水，化血，自化之病乎？虽然，所因甚多，所病各异。从外感而得者多暴、多实、多热，从内伤而得者多缓、多虚、多寒。水肿多实证，其来也暴；气肿多虚证，其来也缓；湿热肿在虚实之间，其来也不暴不缓，必先见别证而后胀满。若水肿之咳逆喘呼，非大实即大虚，不可不辨。实则肺气壅塞不降，虚则肾气奔逆不纳。虚证固宜温补，实证必须泻降。如水肿实证，即舟车、禹功亦不为峻，但不可过剂。经云：大毒治病，十去其六。或从虚实间进之法，投峻药一服，续投调理药三二日，再进一服最稳。余验过数人。至单腹胀，乃脾肺肾真气败坏，全属虚证。血臌、肠覃、石瘕，虽病在血分，不可专求之血，宜导气以通血。气为血帅，古人明训，不可不知也。

# 卷　三

## 积聚门（附虫积）

**孙**　厥阴寒气乘胃，直犯中州，虫动不安，腹痛如刀之刺，口吐酸水清涎。法宜辛温，佐以酸苦，泄之通之。

川楝子　延胡索　川连　青皮　吴茱萸　川椒　焦楂炭　乌药　使君子　竹二青

**金**　少腹两旁结块，渐大渐长，静则挟脐而居，动则上攻至脘，旁及两胁，已八九年矣。据云始因积经半载，疑其有孕，及产多是污水，后遂结块。想是水寒血气凝聚而成。

甘遂面包煨，三钱　香附盐水炒，一两　三棱醋炒，一两　蓬术醋炒，一两　桃仁炒，五钱　肉桂另研，一钱　川楝子五钱，巴豆七粒合炒黄，去巴豆　五灵脂醋炒，五钱　地鳖虫酒浸，炙，廿一个。

共研为末，炼白蜜捣和为丸。每服十丸，日三服。

**渊按：**水寒血气凝聚冲脉之分，果是实证，此方必效。

**金**　脐以上有块一条，直攻心下作痛，痛连两胁。此属伏梁，为心之积，乃气血寒痰凝聚而成。背脊热而眩悸，营气内亏也。法当和营化积。

当归　半夏　瓦楞子　香附　丹参　茯苓　陈皮　木香

延胡索　川楝子　砂仁

渊按：眩悸亦寒痰为患，未必即是营虚，否则背脊之热何来。

又　投化积和营，伏梁之攻痛稍缓，背脊之热亦减，仍从前制。

前方去茯苓、瓦楞子、木香，加茯神、玫瑰花。

**王**　腹中癖块，渐大如盘，经事不来，腰酸带下。此属营虚气滞，瘀积内停。近日水泻，伤于暑湿。当先治其新病。

平胃散去甘草加芍药，香附，吴茱萸，焦六曲。

又　腹块如复盘，上攻则痛，下伏则安。足跗浮肿，时时沃酸。从肝脾胃三经主治。

川楝子　延胡索　吴茱萸　川椒　木香　蓬莪术　制香附陈皮　茯苓　川连<sub>姜汁炒</sub>

又　腹中结块，内热微寒，四肢无力，口沃酸水。肝脾气郁，营卫两亏，劳损之象。

党参　香附　当归　丹参　川楝子　川椒　延胡索　冬术干姜　青蒿梗　神曲　大枣

**渊按：**内热微寒，乃肝脾郁结，肺金治节不行，营卫不调也。宜参逍遥、左金法。

**丁**　肝之积，在左胁下，名曰肥气。日久撑痛。

川楝子　延胡索　川连　青皮　五灵脂　山楂炭　当归须蓬莪术　荆三棱　茯苓　木香　砂仁

又　左胁之痛已缓。夜增咳嗽，寒痰走于肺络。宜肺肝同治。

旋覆花　杏仁　川楝子　荆三棱　茯苓　款冬花　半夏新会皮　蓬莪术　新绛　青葱管

**蒋**　少腹结块，渐大如盘。此属肠覃，气血凝滞而成。拟两疏气血。

香附　五灵脂　红花　当归　泽兰　桃仁　延胡索　丹参　陈皮　砂仁

大黄䗪虫丸，每服二十粒，开水送。

**金**　气从少腹上冲咽嗌，则心中跳，胁中痛，初起寒热而呕，此奔豚气之挟肝邪者也。半月以来，

寒热虽止，气仍上逆。脉沉弦小。宜宗《金匮》法。

二陈汤去甘草，加当归、白芍、吴茱萸、香附、川朴、槟榔、苏梗、沉香、姜汁、东行李根。

**又**　奔豚之气渐平，脘中之气未静。当从肝胃求治。

淡吴萸　半夏　香附　川楝子　延胡索　茯苓　焦六曲　陈皮　白芍　蔻仁

**丁**　久患休息痢，止数日后，气攻胸脘板痛，上下不通，几至发厥，须大便通，始减其痛。匝月大便仅通三次。板痛者聚而成块，偏于右部，是脾之积也。脉沉紧而细，当与温通。

熟附子　淡干姜　川朴　陈皮　茯苓　香附　大腹皮　延胡索　沉香化气丸　东垣五积丸

**米**　右关尺牢弦，腰腹有块攻痛，是肝肾之积在下焦也。用缓消止痛法。

肉桂　雄黄　尖槟榔

共研细末，用独头蒜捣丸。早晚服各五丸，开水送。

**渊按：** 雄黄散结，槟榔破滞，肉桂温散下焦沉寒痼冷，又能温脾疏肝。丸以独蒜，以浊攻浊，深得制方之妙。

**唐**　经停十月，腹微满，脉沉细涩，脐上心下块长数寸。是属伏梁，因七情恚怒气郁痰凝所致。经曰：大积大聚，其可犯也，衰其大半而止。洁古谓：养正积自除，不得过用克伐。

今拟开郁正元散法，理气行血，和脾化痰，寓消于补之中。

二陈汤加归身、川芎、冬术、山楂炭、延胡索、香附、麦芽、苏梗、砂仁、茺蔚子。

**钱** 少腹有块，痛则经来如注，气升如喘。冲脉久伤，肝木肆横。

香附<sub>醋炒</sub> 紫石英 当归 白芍<sub>酒炒</sub> 木香 三棱<sub>醋炒</sub> 大熟地 牛膝 小茴香<sub>盐水炒</sub> 青皮<sub>醋炒</sub>

**某** 前年秋季伏暑症中，即结癥瘕，居左胁下。春来下午必发微热，晨必吐痰，食面必溏泄。此当时热邪未清，早进油腻面食，与痰热互相结聚于肺胃之络，当以攻消为主。

柴胡<sub>三钱，酒炒</sub> 青皮<sub>一两，巴豆五钱同炒，去豆</sub> 三棱<sub>五钱，醋炒</sub> 蓬术<sub>五钱，醋炒</sub> 雄精<sub>一两</sub> 大黄<sub>一两，皂荚子三粒，合炒去皂荚子</sub>

上药为丸，每服一钱。下午服六君子丸三钱。

**渊按：**柴胡、青皮疏肝胆而升清，莪、棱破滞气而消块，大黄攻热积，巴豆逐寒积，皂子去油腻之积，雄精开结化痰也。无坚不破，无攻不利，正气不虚者可用。

**陈** 病起逢食则呃，食入则胀。今脐上至心下一条胀痛，坐久则知饥，行动则饱胀。此属伏梁。胃为心之子，故胃亦病也。仿东垣五积治例。

川连 吴茱萸 干姜 陈皮 香附 半夏 茯苓 丁香 延胡索 五灵脂

**渊按：**所谓食呃也，病在肠胃。

**钱** 脉微细，阴之象也。少腹有块，上攻及脘，自脘至嗌一条气塞，发作则大痛欲厥，头汗如雨。用方大法，固宜以温通为主矣。惟舌有黄腻浊苔，便泄臭秽，必兼湿热，而块痛得按稍减，中气又虚，方法极难周顾，尚祈斟酌是荷。

川楝子　乌药　肉桂　乌梅　木香　淡吴萸　泽泻　延胡索　茯苓　川连<sub>酒炒</sub>

又　下焦浊阴之气，上乾清阳之位。少腹胸胁有块，攻撑作痛，痛甚发厥。昨用温通，病势稍减，脉仍微细，泄仍臭秽，恶谷厌纳，中气大亏，阴气凝结，当脐硬痛。恐属脏结，攻之不可，补之亦难，诚为棘手。

肉桂　吴茱萸　炮姜　枸杞子　乌药　木香　延胡索　金铃子　白芍　茯苓　泽泻　萱花　金橘饼

丁　小肠遗热于大肠，为伏瘕，腹中微痛。用圣济槟榔丸。

槟榔<sub>炒</sub>　桃仁　当归<sub>酒炒</sub>　青皮<sub>酒炒</sub>　沉香　火麻仁　党参<sub>元米炒</sub>　茯苓<sub>烘</sub>　木香<sub>烘</sub>　乌药<sub>烘</sub>　大熟地<sub>砂仁拌炒</sub>　白芍<sub>酒炒</sub>

上药为末，用神曲三两，煮糊为丸。每朝三钱，开水送。

伍　胸脘有块，大如碗，每午后则痛，甚于黄昏，连及背胀，时沃清水，诸药无效。

枳壳<sub>九枚，纳入阿魏三钱，炙焦</sub>　牡蛎<sub>二两</sub>　肉桂<sub>三钱</sub>　白蛳螺壳<sub>二两</sub>

共炙为末。每痛发时服一钱，开水送。

**渊按：**枳壳破气。阿魏佐肉桂散寒，以浊攻浊。牡蛎软坚。白蛳螺壳始用于丹溪，云化伏痰，消宿水。

周　食填太阴，肝气欲升而不得，胃气欲降而不能，气塞于中，与食相并，脘胁疼痛，气攻有块，汤饮辄呕，上不得纳，下不[1]得出，法当疏运其中。

半夏　橘红　青皮　莱菔子　川朴<sub>姜汁炒</sub>　吴茱萸　赤

---

[1]　不：原作"其"，据《集成》本改。

苓　白蔻仁研冲

另　苏梗、枳壳、槟榔，三味摩冲。

**丁**　脉迟细，脘中有块，纳食撑胀，腹中漉漉作声，嗳腐吞酸，大便坚结。此脾胃有寒积也。当以温药下之，仿温脾法。

附子制　干姜　枳实　大黄　桂木　陈皮　半夏

**洪**　结癖累累，久踞腹中。年逾六旬，元气下虚，中气已弱，肝气肆横，腹渐胀满。脉沉弦细，细而沉为虚、为寒，沉而弦为气、为郁。病关情志，非湿热积滞可比，攻消克伐难施。拟商通补。补者补其虚，通者通其气。

六君子汤加苏梗、肉桂、香附、川朴姜汁炒、白芍、生姜。

**冯**　脉右关滑动，舌苔黄白而腻，是痰积在中焦也。左关弦搏，肝木气旺，故左胁斜至脐下有梗一条，按之觉硬，乃肝气入络所结。尺寸脉俱微缓，泄痢一载，气血两亏。补之无益，攻之不可，而病根终莫能拔。根者何？痰积、湿热、肝气也。夫湿热、痰积，须借元气以营运。洁古所谓"养正积自除，脾胃健则湿热自化"，原指久病而言。此病不谓不久，然则攻消克伐何敢妄施。兹择性味不猛而能通能化者用之。

人参　茯苓　于术　青陈皮　炙甘草　泽泻　枳壳　神曲　茅术　当归土炒　黄芪　白芍吴萸三分，煎汁炒　防风根

又　丸方：制半夏三两，分六分。

一分木香二钱煎汁拌炒；一分白芥子二钱，煎汁拌炒；一分乌药三钱，煎汁拌炒；一分金铃子三钱，煎汁拌炒；一分猪苓二钱，煎汁拌炒；一分醋拌炒。炒毕，去诸药，仅以半夏为末，入雄精三钱，研末，射香一分，独头蒜三个，打烂，用醋一茶杯，打和为丸。每晨服一钱五分，开水送。

**渊按**：制法极佳，通化肺脾之痰，疏理肝胆之结，丸法亦

有巧思。诸凡与此证相类者，皆可用之。

**曹** 寒饮痰涎，气血凝结成癖，踞于脘胁，下及腰间，久必成囊而为窠臼。如贼伏于隐僻之处，一时难以攻捣。昔许学士有此论，法当内和脾胃，外用攻消，今仿其意。

半夏　茯苓　乌药　白芥子　当归　青皮　泽泻　吴茱萸　延胡索　桂枝　杜仲<sub>姜汁炒</sub>　生木香　生熟谷芽

**华** 脾虚胃弱，则湿热不运而生痰。痰停中脘，则食不化而成积。胃脘结块，按之则痛，面色青黄，木乘中土。饮食少纳，虑延胀满。

党参<sub>姜汁炒</sub>　半夏　陈皮　川朴　茯苓　白芥子　山楂肉　砂仁　六曲　鸡内金

**丁** 血虚木横，两胁气撑痛，腹中有块，心荡而寒热。病根日久，损及奇经。经云：冲脉为病，逆气里急；任脉为病，男疝女瘕；阳维为病苦寒热；阴维为病苦心痛。合而参之，谓非奇经之病乎？调之不易。

黄芪　党参　茯神　白薇　枸杞子　沙苑子　白芍　当归　陈皮　香附　紫石英

**又** 和营卫而调摄奇经，病势皆减。惟腹中之块未平。仍从前法增损。

前方去枸杞子加砂仁、冬术。

**孔** 病由肝气横逆，营血不调。腹中结瘕，脘胁攻痛，渐致食减内热，咳嗽痰多，当脐动跳，心悸少寐，口干肠燥，而显虚劳血痹之象。极难医治，姑仿仲景法。

党参　茯苓　枣仁　乳香　没药　桃仁　当归　川贝　香附　白蜜　地鳖虫<sub>酒炙</sub>

**又** 前方养营化瘀，下得血块两枚。腹满稍软，内热咳嗽未减。今且和营启胃，退热止咳，再望转机。

西党参　茯苓　丹参　广皮　血余炭　川贝母　杏仁　当归　阿胶　地鳖虫

又　气滞血瘀，腹满有块攻痛，内热已减，咳嗽未平。拟两和气血方法。

党参　香附　郁金　茯苓　山楂肉　延胡索　当归　杏仁　阿胶　桃仁　沉香　血余炭

又　咳嗽不止，腹仍满痛。肝肺同病，久延不已，终成劳损。

桃杏仁　车前子　川贝　当归　丹皮　阿胶<sub>蒲黄炒</sub>　旋覆花　苏子　茯苓　新绛

**许**　腹痛，大便泄出细虫，延来日久，中气渐虚，此胃中寒积也。法当温中补中。

川连<sub>盐水炒</sub>　炮姜　木香　白芍　白术　使君子　吴茱萸　乌药　川椒　伏龙肝<sub>煎汤代水</sub>

**某**　阅病源是属虫病无疑。虫由湿热所化，脾土不运而生。其发于月底之夜，原有脾胃虚寒。寒属阴，故夜发也。寒久化热，土虚木强，其发移于月初，必呕吐胸热，两乳下跳，虫随酸苦痰涎而出，多寡不一，或大便亦有，腹中微痛，虽口渴甚，不能咽水，水下复呕，呕尽乃平，至中旬则康泰无恙矣。所以然者，月初虫头向上，且病久呕多，胃阴亏，虚火上炎，故胸中觉热。虚里跳动，中气虚也。中气者，胸中大气，脾胃冲和之气，皆归所统。脾胃中气虚甚，故跳跃也。病延一载有余，虫属盘踞，未易一扫而除。图治之法，和中调脾，杜生虫之源；生津平肝，治胸热口渴；化湿热，降逆气，以治呕吐。久服勿懈，自可见功；欲求速效，恐不能耳。

川楝子　芜荑　党参<sub></sub>元米炒　白术　青皮　制半夏　白芍
茯苓　焦六曲　干姜　陈皮　榧子　蔻仁　使君子肉

**渊按：**病从脾胃寒湿而来，湿郁生热，热郁生虫，变成
本寒标热。本寒则藏真伤而气结生积，标热则湿热阻而虫属
内踞。

**吴**　喜食生米，积聚生虫。腹痛面黄，口流涎沫，虫之见
症无疑。先拟健脾化虫。

茅术<sub>米泔水浸</sub>　青皮　鹤虱　榧子<sub>炒打</sub>　芜荑　尖槟榔
陈米<sub>炒黄</sub>

共研为末，每朝调服三钱，略用砂糖少许。

**马**　心之积，名曰伏梁。得之忧思而气结也。居于心下
胃脘之间，其形竖直而长。痛发则呕吐酸水，兼挟肝气、痰
饮为患也。开发心阳以化浊阴之凝结，兼平肝气而化胃中[①]
之痰饮。

桂枝　石菖蒲　延胡索　半夏　川连　吴萸<sub>炒</sub>　茯苓　川
楝子　陈皮　蔻仁　郁金　瓦楞子

**朱**　久有伏梁痞痛呕酸之患，是气血寒痰凝结也。自遭惊
恐奔波，遂至脘腹气撑，旁攻胁肋，上至咽嗌，血随气而上溢，
甚至盈碗盈盆。两载以来，屡发屡止，血虽时止，而气之撑胀
终未全平。近来发作，不吐酸水而但吐血，想久伏之寒，化而
为热矣。立方当从气血凝积二字推求，备候商用。

郁金　香附<sub>醋炒</sub>　丹参　茯苓　炒黑丹皮　苏梗　延胡索
<sub>醋炒</sub>　韭菜根汁<sub>一酒杯</sub>[②]，冲　童便<sub>冲</sub>　鲜藕

**另**　用云南黑白棋子二枚，研细末。用白蜜调，徐徐咽下。

---

① 　中：原脱，据集成本补。

② 　一酒杯：集成本作"一两酒"。

**渊按：** 血从惊恐而来，所谓惊则气乱，恐则气下。气乱血逆，必然之理，棋子治何病未详。

又 肝郁化火，胃寒化热，气满于腹，上攻脘胁，则血亦上出。前方疏理气血之壅，病情稍效。今以化肝煎加减。盖肝胃之气，必以下降为顺，而瘀凝之血，亦以下行为安。气降而血不复升，是知气降而火降，瘀化而血安，必相须为用也。

郁金 三棱<sub>醋炒</sub> 延胡索 川贝 青皮 桃仁 泽泻 焦山栀 茯苓 苏梗 丝瓜络 鲜藕 鲜苎麻<sub>连根叶</sub>

**范** 素有肝胃气痛，兼挟寒积。脘腹胀满，痛及于腰，咳不可忍，舌苔白腻，渴不欲饮，大便似利不利，脉沉弦而紧。恐属脏结，颇为险候。非温不能通其阳，非下不能破其结，仿许学士温脾法。

制附子 干姜 肉桂 川朴<sub>姜汁炒</sub> 生大黄 枳实

**渊按：** 咳不可忍，上焦之气亦闭矣。所谓五实证非耶？

又 脘腹胀满，上至心下，下连少腹，中横一纹，如亚腰葫芦之状。中宫痞塞，阴阳结绝，上下不通，势濒于危。勉进附子泻心一法，温阳以泄浊阴，冀其大便得通。否则恐致喘汗厥脱，难以挽回。

制附子 川连<sub>姜汁炒</sub> 川朴<sub>姜汁炒</sub> 生大黄<sub>酒浸</sub>

长流水煎。再服备急丸七粒，砂仁汤送下。

又 两投温下，大便仍然不通。胸腹高突，汤水下咽辄吐，肢渐冷，脉渐细，鼻煽额汗，厥脱可忧。按结胸、脏结之分，在乎有寒热、无寒热为别。下之不通，胀满愈甚，乃太阴脾脏受戕，清阳失于转运。崔行功有枳实理中一法，取其转运中阳，通便在是，挽回厥脱亦在是，惟高明裁酌之。

此证死。

**仁渊曰**：五积六聚，积属脏而不移，聚属腑而无定。又曰：癥瘕，癥者，真也，其块不散；瘕者，假也，聚散不常。夫五积虽分属五脏，不过分其部位病形，使学人有所遵循耳。究在脏腑之外，乃寒痰汁沫瘀血凝结于膜壑曲折之处，因脏气不能运化，积年累月，受病非一途。先宜观其虚实，即形气实者，亦不可专于攻伐，况夫虚多实少！且痞气、肥气、多于奔豚、伏梁。即今之癖块居脘胁之下，因久疟而生者十七八，又名疟母。由服药不当，或早用堵截，或饮食不节，致湿热痰浊漫无出路，郁于膜原之分，中气不化，日久成积。初宜开化其邪，兼调营卫。中虚者，先调其中，湿热化而块自消，中气和而块亦消，养正逐邪，各有分寸。六聚较积轻浅，病在气分，营卫不和，气聚有形，必挟肝邪，疏肝和脾以调气机，自效。积聚之证，大抵寒多热少，虚多实少，桂枝、肉桂、吴茱萸为积聚之要药，能温脾疏肝，使气机通畅故也。盖气温则行，血寒则凝，运行其气，流通其血，为治积第一法。有热再佐连、柏之类，参以活变。若虫积乃由湿热食滞而生，或寒邪郁其湿热，肠胃之气不化，而九虫生焉。《千金方》分属五脏，不过分病形以定治法耳，未免凿空。盖无论何虫，不过伏在肠胃曲折之处。如果伏于五脏，必然五脏被咬，其人尚能生乎！虫积既从湿热食滞而生，固多实证，治无补法。即久虚亦必先去其虫而后调补之，不可泥养正积除之说也。

## 脘腹痛门

**胡**　腹中雷鸣切痛，痛甚则胀及两腰，呕吐酸苦水。此水寒之气侮脾，乃中土阳气不足也。温而通之。

附子理中汤去草，加川椒、吴茱萸、水红花子。

又　脾脏虚寒，宿积痰水阻滞，腹中时痛，痛甚则呕。仿许学士法。

附子理中汤加当归、茯苓、吴茱萸、枳实、大黄。

**渊按：** 温下之法甚善，惜以后易辄耳。

又　腹痛，下午则胀，脉沉弦。此属虚寒挟积。前用温下，痛势稍减。今以温中化积。

川熟附　党参　干姜　花槟榔　茯苓　当归　青皮　陈皮
乌药

又　腹痛三年，时作时止，寒在中焦，当与温化无疑。然脉小弦滑，必有宿积。前用温下、温通两法，病虽减而未定。据云每交午月，其痛倍甚，则兼湿热，故脉浮小而沉大，按之有力。此为阴中伏阳也。当利少阴之枢，温厥阴之气，运太阴之滞，更参滑以去着法。

柴胡　白芍　枳实　甘草　吴茱萸　茯苓　木香　白术
另　用黄鳝三段，取中七寸，炙脆，共研末，分三服。

**渊按：** 既知宿积，何不再进温下？三年之病，谅非久虚。脉浮小沉大，乃积伏下焦。盖痛则气聚于下，故脉见沉大。此论似是而非。

又　腹痛，左脉弦，木克土也。仲景云：腹痛脉弦者，小建中汤主之。若不止者，小柴胡汤。所以疏土中之木也。余前用四逆散，即是此意。然三年腹痛，痛时得食稍安，究属中虚，而漉漉有声，或兼水饮。今拟建中法加椒目，去其水饮，再观动静。

老桂木　白芍　干姜　炙甘草　党参　川椒目

**渊按：** 此寒而有积，为虚中实证，与建中甘温不合，故服之痛反上攻，以甘能满中，胃气转失顺下也。

又　用建中法，痛势上攻及胃脘，连于心下，左脉独弦滑，是肝邪乘胃也。姑拟疏肝。

金铃子　延胡索　吴茱萸　香附　高良姜　木香　白檀香

**沈**　肝胃气痛，发则呕吐酸水。治以温通。

二陈汤去草，加瓜蒌皮、吴茱萸、白胡椒、当归、香附、川楝子。

**时**　脘痛不时发作，曾经吐蛔，兼见鼻血。女年二七，天癸未通。想由胃中有寒，肝家有火。

金铃子散加五灵脂、香附、干姜、川连、使君子肉、乌药、乌梅、茯苓。

又　肝胃不和，脘胁痛，得食乃安，中气虚。拟泄肝和胃。

二陈汤去草，加川连、六神曲、乌药、高良姜、香附、砂仁。

**殷**　呕而不食，病在胃也。食而腹痛，病在脾也。痛连胸胁，肝亦病矣。气弱血枯，病已深矣。和胃养血，生津益气为治。

淡苁蓉　枸杞子　归身　火麻仁　大麦仁　茯苓　半夏　陈皮　沉香　砂仁

**谭**　脘痛欲呕，甚则防厥。

党参　陈皮　茯苓　川椒　吴茱萸　蔻仁　生姜

**冯**　脾胃阳衰，浊阴僭逆。每至下午，腹左有块，上攻则心嘈，嘈则脘痛，黄昏乃止，大便常艰。

拟通胃阳而化浊阴，和养血液以悦脾气。

淡苁蓉　陈皮　吴茱萸　茯苓　柏子仁　郁李仁　沙苑子　乌梅　川椒　制半夏

又　脘痛呕酸，腹中亦痛。非用辛温，何能散寒蠲饮。

二陈汤<sup>①</sup>去草，加肉桂、制附子、干姜、吴茱萸、川椒、白术、蔻仁。

**冯** 当脐腹痛，呱呱有声，此寒也。以温药通之。

二陈汤去草，加淡苁蓉、当归、干姜、吴茱萸、乌药、砂仁。

**又** 温肾通阳以散沉寒之气。久服腹痛自已。

前方去当归，加川熟附、胡芦巴。

**顾** 当脐硬痛，不食不便，外似恶寒，里无大热，渴不多饮。寒食风热互结于脾胃中，用《局方》五积散合通圣散，分头解治。

五积合通圣，共为末。朝暮各用开水调服三钱。

**又** 用五积合通圣温通散寒，便通而痛未止。脉迟，喜食甜味，痛在当脐，后连及腰，身常懔懔恶寒。此中虚阳弱，寒积内停。拟通阳以破其沉寒，益火以消其阴翳。

四君去草加肉桂、制附子、木香、元明粉、乌药、苁蓉。

**又** 温脏散寒，腹痛已止。今当温补。

淡苁蓉　杞子　熟地　当归　茯苓　陈皮　吴茱萸　制附子　乌药　砂仁

**渊按：** 尚嫌腻滞。仍从四君加减为妙。

**袁** 三四年来腹痛常发，发则极甚，必数日而平。此脾脏有寒积，肝经有湿热，故痛则腹中觉热。拟温脾兼以凉肝。

金铃子散加陈皮、茯苓、干姜、白术、川朴、白芍、神曲、砂仁。

**又** 腹中寒积错杂而痛，古今越桃散最妙，变散为丸可耳。

---

① 自"二陈汤"至下三行之"二陈汤"间，文字原脱，据集成本改。

淡吴萸　干姜　黑山栀　白芍　炙甘草

神曲末一两，煮糊为丸。每朝服三钱，开水送下。

夫越桃散惟姜、栀二味。吴萸、白芍者，复以戊己法。加甘草取其调和也。

**某**　中气不足，溲便为之变。腹中结瘕，亦气之不运也。

二陈汤去草，加白术、沙苑子、焦神曲、苡仁、泽泻、砂仁、通草。

**又**　肝胃不和，脘腹作痛，呕吐酸水痰涎，经来则腹痛。先与泄肝和胃。

川连　半夏　陈皮　茯苓　瓜蒌皮　薤白头　干姜　蔻仁　新绛　旋覆花

**又**　腹中久有癖块，今因冷食伤中，腹痛泄泻，呕吐不止，心中觉热。拟苦辛通降，先止其呕。

二陈汤去草，加黄芩、川连、川朴、苏梗、藿梗、蔻仁、泽泻。改方加神曲。

**某**　自咸丰四年秋季，饱食睡卧起病，今已五载。过投消积破气之药，中气伤戕。脘间窒痛，得食则安，不能嗳气，亦不易转矢气，脉迟弦。肝胃不和，阳虚寒聚于中。拟通阳泄木法。

苓桂术甘汤加陈皮、白芍、吴茱萸、干姜、大枣。

**又**　胸背相引而痛，症属胸痹。

二陈汤去草，加瓜蒌仁、制附子、桂枝、干姜、吴茱萸、蔻仁、竹茹。

**孙**　中虚土不制水，下焦阴气上逆于胃。胃脘作痛，呕吐清水，得食则痛缓。拟温中固下，佐以镇逆。

四君子汤去草，加干姜、乌药、白芍、熟地、紫石英、代赭石、橘饼。

**渊按：** 土虚水盛，用熟地未合。若欲扶土，不去草可也。

**秦** 悬饮居于胁下，疼痛，呕吐清水。用仲景法。

芫花　大戟　甘遂　白芥子　吴茱萸各三钱　大枣二十枚

将河水两大碗，上药五味，煎至浓汁一大碗，去滓，然后入大枣煮烂，候干。每日清晨食枣二枚。

**渊按：** 此十枣汤变法也。以吴萸易葶苈，颇有心思。

**某** 寒气凝聚，少腹结瘕，时或上攻作痛。法以温通。

小茴香　吴茱萸　木香　青皮　乌药　延胡索　三棱　砂仁　香附

**钱** 脉微细，阴之象也。少腹有块，上攻及脘，自脘至嗌一条气塞，发作则块攻大痛欲厥，头汗如雨。用方大法，温通无疑。惟舌黄腻浊苔，便泄臭秽，必兼湿热，而块痛得按稍减，又属虚象。

金铃子散加人参、乌梅、乌药、泽泻、补故纸、吴茱萸、木香、肉桂、枸杞子、五味子、茯苓、肉果。

**又** 水饮痰涎与下焦浊阴之气，盘踞于中。中脘腹胁有块，攻撑作痛，痛甚发厥。昨用温通，痛势稍减。但脉仍微细，泄仍臭秽，谷食厌纳，中气大虚，阴气凝结，当脐硬痛，恐属脏结。攻之不可，补之亦难，仍为棘手。

前方去人参、五味、乌药、故纸、肉果，加白芍、干姜、萱花、橘饼。

**某** 腹中有寒，疼痛不止，法当温通。

金铃子散加干姜、吴茱萸、当归、枸杞子、官桂、木香、乌药、紫石英。

**张** 寒气稽留，气机不利。胸背引痛，脘胁气攻有块。宜辛温通达。

二陈汤去草，加瓜蒌皮、薤白头、干姜、吴茱萸、延胡索、九香虫。

某　肝胃不和，腰胁胸背相引而痛。舌光无苔，营阴内亏。大便溏薄，脾气亦弱，并无呕吐痰涎酸水等症。宜辛温通阳，酸甘化阴。

陈皮　茯苓　苏梗　吴茱萸　沙苑子　枸杞子　薤白头　白芍　橘饼

渊按：脾肾虚寒宜甘温，营阴内虚宜柔缓，故不用姜、附刚燥之药。

某　饮停中脘，脘腹鸣响，攻撑作痛。大便坚结如栗，但能嗳气而无矢气，是胃失下行而气但上逆也。和胃降逆，逐水蠲饮治之。

二陈汤去草，加代赭石、旋覆花、神曲、干姜、白芍、川椒、甘遂、泽泻。

某　丹田有寒，胸中有热，中焦不运，湿甚生虫。与黄连汤。

川连　肉桂　吴茱萸　干姜　砂仁　使君子　半夏　青皮　乌药　花槟榔

又　虫痛，面黄吐涎。拟苦辛法。

川连　桂枝　川椒　蔻仁　乌梅　芜荑　焦六曲　香附合金铃子散

张　脘痛两载，近发更勤。得温稍松，过劳则甚。块居中脘，患处皮冷，法以温通。

二陈汤去草，加炮姜、吴茱萸、木香、川朴、归身、神曲、泽泻、生熟谷芽。

又　腹痛有块，肝脾不和，食少面黄。治以疏和。

丹参　白芍　怀山药　茯苓　茯神　冬术　神曲　香附
砂仁

**仁渊曰：** 脘痛属胃，腹痛属脾。吞酸呕苦，俗名肝气，乃
积饮病也。或得之喜餐生冷，或忧思郁结。夫肝胆属木而喜升
达，寄根于土。今脾胃为生冷忧思伤其阳和之气，布化转运失
职，肝胆无温润升达之机，郁久而肆其横逆，侮其所胜，脾胃
受克，气机与痰饮凝滞于中脘，故作痛耳。其吞酸呕苦者，脾
寒不化，胃中之水饮停积，如食物置器中不动，其味变焉。稼
穑味甘，今胃不能化，木乘其胜，而齐木之味，化而为酸，齐
胆火之味，化而为苦。木气冲逆，泛呕不已，久久积饮成囊，
亦生癖块。由餐凉而起者，尚可治，由七情而起者，每成噎膈。
盖忧思既久，中阳受伤，呕多胃汁槁枯，始则阳气伤，继则阴
津竭，营卫少生化之源，胃管干瘪，肠液不充矣。徒恃医药无
益，须怡神静养。治法喻氏进退黄连汤，最有深意。辛以化胃，
苦以降逆，所谓能变胃而不受胃变也。罗谦甫治中汤亦合，用
金以制木。若南阳之瓜蒌薤白等，或辛或苦，或通或润，皆可
用，务在通中焦阳气，使脾胃之阴凝开，肝木之郁结达，其痛
自已。若腹痛须分部位，当脐太阴，脐旁少阴，少腹厥阴。尤
宜辨寒热虚实，大抵寒多热少，虚多实少，热者多实，虚者多
寒。《内经·举痛论》：寒者八九，热者一二。须从脉证细辨焉。
湿郁之年，亦多是证，亦脾胃为寒湿所郁，阳气不得宣化耳。

## 噎膈反胃门

**王**　痰隔中焦，食入脘痛，口沃清水，呕吐黏痰。大便坚
结，肠液枯也。时多空嗳，胃失降也。拟化痰和胃，降气润肠法。

旋覆花<sub>盐水炒</sub>　代赭石　杏仁　半夏　橘红　瓜蒌皮　瓦楞子　苏子　白芥子　莱菔子　姜汁　地栗汁

**胡**　气郁中焦，得食则呕，已延匝月，虑成膈证。

川连<sub>吴萸炒</sub>　白术　半夏　藿香　陈皮　焦六曲　香附　茯苓　郁金　白蔻仁

**张**　营阴虚，故内热少寐。气火逆，故咽喉哽塞。拟四物以养其阴，四七以理其气。

大生地<sub>砂仁拌</sub>　苏梗　茯苓　当归　川朴　北沙参　白芍　半夏　枣仁　姜竹茹　枇杷叶

**陈**　营虚火亢，胃枯食噎。心膈至咽，如火之焚，有时呱呱作声，此气火郁结使然也。病关情志，非徒药饵可瘳，宜自怡悦，庶几可延。

旋覆花　代赭石　沙参　黑山栀　茯苓　川贝　焦六曲　麦冬　杏仁　竹茹　枇杷叶

**复**　气火上逆，咽喉不利，胸痛食噎，膈症已成。况年逾六旬，长斋三十载，胃液枯槁，欲求濡润胃阴，饮食无碍，还望怡情自适。

前方加西洋参、半夏。

**丁**　脉形弦硬。春令见此，是即但弦无胃。纳食哽痛，大便坚燥，已见木火亢逆，胃汁肠液干枯，治之不易。

旋覆花　杏仁　火麻仁　桃仁　苏子　青果　荸荠　芦根

**复**　前方润燥以舒郁结，今拟下气化痰之剂。

麦冬　半夏　杏仁　橘红　川贝　茯苓　竹茹　芦根　荸荠　海蜇　枇杷叶

**渊按：**两方清润可喜，洵属名家。

**秦**　痰气阻于胸中，故痰多而胸闷，纳食或呕，两太阳胀痛。清气不升，浊气不降。久延不已，恐成膈症。

半夏　橘红　赤苓　党参　吴萸汁炒川连　泽泻　藿香
旋覆花　枳壳　川贝　蔻仁　肉桂　大腹皮　冬术　生姜

来复丹一钱，药汁送下。

**陈**　丧子悲伤，气逆发厥，左脉沉数不利，是肝之气郁，血少不泽也。右关及寸滑搏，为痰为火。肺胃之气失降，肝木之火上逆，将水谷津液蒸酿为痰，阻塞气道，故咽喉胸膈若有阻碍，纳食有时呕噎也。夫五志过极，多从火化，哭泣无泪，目涩昏花，皆属阳亢而阴不上承。目前治法，不外顺气降火，复入清金平木。

苏子　茯苓　半夏　枳实　杏仁　川贝　竹茹　沙参　橘红　麦冬　海蜇　荸荠

此方系四七、温胆、麦冬三汤加减，降气化痰，生津和胃。病起肝及肺胃，当从肺肝胃为主。

**秦**　七情郁结，痰气凝聚。胸膈不利，时或呕逆。症将半载，脾胃大虚。前用四七、二陈，降气化痰，今参入理中，兼培中土，当顾本也。

四七汤合二陈汤。理中汤加丁香、木香、蔻仁。

**徐**　气郁于胸为膈，气滞于腹为臌。饮食不纳，形肉顿瘦。阴气凝聚，阳气汩没，脉细如丝。姑与培土、通阳、化气一法。

党参　肉桂　白术　大腹皮　熟附子　泽泻　茯苓　来复丹

**渊按：** 伤胃则膈，伤脾则臌。膈多郁火，臌多阳衰。肺金治节不行，肝木起而克贼。

**周**　胸痛吐清水，自幼酒湿蕴蓄胃中，阳气不宣，浊气凝聚。遽述前年又得暴喘上气，额汗淋漓，发作数次。今又增心嘈若饥，此皆胃病。用小半夏汤。

半夏　茯苓　陈皮　竹茹　生姜

**渊按：**暴喘额汗，肺肾亦病，不独胃也。

复　停饮生痰，呕吐酸水，胸中板痛。前用小半夏汤，所以蠲其饮也。今风邪伤肺，咳嗽内热。拟金沸草散，宣风降气，仍寓祛痰蠲饮，肺胃兼治之方。

金沸草　半夏　陈皮　茯苓　款冬花　杏仁　荆芥　前胡
竹茹　枇杷叶

**赵**　气水郁结成痰，咽噎碍食，食入辄呕清水米粒。病在胃之上脘。降气化痰之药，须择不燥者为宜。

瓜蒌仁　半夏曲　川贝　橘红　丁香　蛤壳<sub>青黛三分，同</sub>研包　白蜜　枇杷叶　竹茹　芦根　生姜汁<sub>冲服</sub>

复　诸逆冲上，皆属于火。食入即吐是有火也。

川连　半夏　苏梗　制大黄　竹茹　枇杷叶

**渊按：**《内经》病机十九条，都有不尽然者，注者不敢违背，随文敷衍，贻误后学。其实是是非非，明眼自能别白。即如诸逆冲上之证，不属于火者甚多，未可一概论也。读经者知之。

**祝**　胃阳虚则水饮停，脾阳虚则谷不化。腹中漉漉，胸胁胀满，纳食辄呕酸水清涎，或嗳腐气。

法以温导，崇土利水。

炮姜　陈皮　苍术　半夏　熟附子　白术　党参　泽泻
枳实　瓜蒌仁　蔻仁　谷芽

**沈**　食下则饱胀，作酸呕吐，病属反胃。胃脉浮按则紧，沉按则弦。弦者木侮土，紧者寒在中。

党参　干姜　半夏　陈皮　茯苓　丁香　焦六曲　荜茇
蔻仁　陈香橼

**许** 吐血后呃逆，迄今一月。舌白腻，右脉沉滑，左脉细弱。其呃之气自少腹上冲，乃瘀血挟痰浊阻于肺胃之络，下焦冲脉相火上逆，鼓动其痰，则呃作矣。酌方必有济，幸勿躁急为嘱。

半夏　茯苓　陈皮　当归　郁金　丁香　柿蒂　姜汁　藕汁　水红花子

东垣滋肾丸一钱，陈皮、生姜泡汤下。阴寒呃者用肉桂五分，坎炁二条，沉香六分，分两服。

**渊按：** 所谓气呃、痰呃是也。与虚寒不同。

**某** 疟后痰气阻滞胃脘，清阳不升作呃，纳食辄呕，防成膈症。且与仲景化痰镇逆，再商。

旋覆花　代赭石　淡干姜　法半夏　赤苓　制香附　丁香　柿蒂

**秦** 纳食辄呕清水涎沫米粒，病在胃也。曾经从高坠下，胁肋肩膊时痛，是兼有瘀伤留于肺胃之络，故呕有臭气。拟化瘀和胃，降逆止呕为治。

旋覆花　归须　广郁金　杏仁　半夏　炒丹皮　茯苓　焦楂肉　橘红　蔻仁

**渊按：** 佐韭、姜、藕三汁更妙。

**复** 止呕必以和胃，气升必须降纳。

半夏　茯苓　白术　蔻仁　藿香　陈皮　老桂木　神曲　干姜　沉香　伏龙肝

**李** 寒热咳嗽，一载有余，咳痰带血。饮食沃噎，胸膈阻窒，又成噎膈。此必兼挟气郁而成。今且和胃降气，冀其血止噎减为妙。

旋覆花　半夏　杏仁　丹皮　橘红　茯苓　郁金　瓜蒌霜

蔻仁　竹茹　枇杷叶

　　**陈**　卒然心痛，纳食哽塞，粥饮犹可。此心气郁结，防变膈证。

　　瓜蒌仁　薤白头　旋覆花　川贝母　茯神　半夏　桔梗　远志肉　竹茹

　　**朱**　脉滑大，食入哽噎不下，舌腻。此属痰膈，大肠燥火凝结。拟清痰火，佐以宣通。

　　旋覆花　麦冬　六神曲　黑山栀　赤苓　半夏　豆豉　陈皮　杏仁　竹茹　海蜇　荸荠　枇杷叶

　　**吴**　情志郁结，阳明津液内枯，少阴之气上逆。少腹气上冲咽，咽喉觉胀，纳食哽噎。拟温养津液，以降浊阴之气。

　　旋覆花　代赭石　苁蓉干　枸杞子　橘红　茯苓　川贝　半夏　沉香　鸡冠花　地栗

　　**盛**　气郁痰凝，胸中失旷，背寒脊痛，纳少哽噎。甚则吐出。膈症之根。

　　旋覆花　桂枝　瓜蒌皮　杏仁　竹茹　代赭石　薤白头　半夏　茯苓

　　**又**　诸恙仍然，痰稍易出。

　　桂枝　瓜蒌皮　干姜　薤白头　陈皮　杏仁　旋覆花　生鹿角　竹茹　枇杷叶

　　**又**　服温通阳气之药，呕出寒痰甚多，未始不美，惟纳食哽噎之势未除。仍以温通，再观动静。

　　川熟附　桂枝　薤白头　半夏　陈皮　杏仁　桃仁　瓜蒌仁　姜汁　韭菜根汁

　　**又**　上焦吐者从乎气，中焦吐者因乎积。此纳食哽噎，少顷则吐出数口，且多清水黏痰，是有痰积在中焦也。然究属膈症之根。

　　川熟附　半夏　瓦楞子　陈皮　苏子　莱菔子　旋覆花
白芥子　桃仁　荜茇

　　**高**　坤土阳微湿胜，腹中不和。用平胃、理中合剂。

　　平胃散合理中汤。加延胡者，因有瘀凝也。

　　**某**　叠进温中运湿，腹中呱呱有声，朝食则安，暮食则
滞，卧则筋惕肉瞤，时吐酸水。中土阳微，下焦阴浊之气上逆，
病属反胃。温中不效，法当益火之源，舍时从症，用茅术附子
理中合真武法。

　　附子理中加茯苓、陈皮、生姜。

　　**渊按：**水谷不化精微而生酸痰，肝木失于濡润，筋惕肉瞤，
是肝有燥火也。徒事温燥无益。

　　**张**　胃汁干枯，肠脂燥涸，上焦饮食尽生为痰，不生津血。
纳食则吐，痰随吐出。膈症之根渐深，高年静养为宜。

　　鲜苁蓉—两　青盐半夏三钱　茯苓　当归　陈皮　沉香
枳壳

　　**又**　津枯气结噎膈，苁蓉丸是主方。

　　照前方加炒香柏子仁、陈海蜇、地栗。

　　每日用柿饼一枚，饭上蒸软，随意嚼咽。

　　**盛**　背为阳位，心为阳脏。心之下，胃之上也。痰饮窃踞
于胃之上口，则心阳失其清旷，而背常恶寒。纳食哽噎，是为
膈症之根。盖痰饮为阴以碍阳故也。

　　熟附子　桂枝　杏仁　神曲　薤白头　瓜蒌皮　旋覆花
蔻仁　豆豉　丁香　竹茹　枇杷叶

　　**渊按：**温中化饮，降逆润肠，不失古人法度。惟豆豉一味
不解是何意思。

**孔**　先曾呕血，胃中空虚，寒饮停留，阳气不通，水谷不化，食入呕吐酸水，谷食随之而出。脉细肢寒，阳微已甚。证成翻胃，虑延脾败难治。

熟附子　干姜　丁香　橘饼　苁蓉干　九香虫　二陈汤<sub>其</sub>
<sub>中甘草炙黑</sub>

**渊按：**噎膈反胃，从呕血而起者甚多。盖血虽阴物，多呕则胃阳伤而不复，不能运水谷而化精微，失其顺下之职，始则病反胃，久则肠液枯槁而为膈证矣。

**严**　噎膈、反胃，胃脘之病也。上焦主纳，中焦司运，能纳而不能运，故复吐出。朝食暮吐，责其下焦无阳。拟化上焦之痰，运中焦之气，益下焦之火，俾得三焦各司其权，而水谷熟腐，自无反出之恙。然不易矣。

旋覆花　代赭石　熟附子　茯苓　枳壳　沉香　半夏　新会皮　益智仁　淡苁蓉　地栗　陈鸡冠　海蜇

**仁渊曰：**噎膈证，昔张鸡峰谓神思间病，而有不尽然者。过于谋虑忧思，脾阴伤而肝火起，固有是证。而得之呕血过多，或餐凉食冷者不少，是皆脾胃阳伤也。胃阳伤则不化，而失其顺降，脾阳伤则不运，而失其升腾，饮食到胃，精微不化气血津液而变酸水痰涎。中土既失温和松燥，肝胆失其条达，郁结不舒，横克脾胃，气结而为痛，逆升而为吐，将稼穑甘味化为木火酸苦之味呕出，胸膈稍快。明日再积再呕，久之中焦之气日伤，津液日竭，胃管之口缩小，纳食哽嗌作痛。胃气既失顺降，二肠自少灌溉，渣滓留滞不行，加以肝胆郁结之火日加煽灼，大便自然燥而不通，甚至经旬始通。通下如羊矢黑粒者，不可治矣。夫噎膈固属难治，而古人治此者亦少精妙之方。云岐子九方，劫霸攻克，固不足道。《局方》过于香燥。近惟喻嘉言黄连汤进退之议，深中窍要。此外如丹溪五汁安中饮、左金丸等，尚可取法。若大便不通，断不可以硝、黄硬下。要知阳明气降，始二肠津液流润，不通自通矣。若夫反胃，即噎膈之根。古人谓食不得入是有火，食入反出是无火。盖肝胆相火，郁于胸中，清旷之地，变为燎原之场，胃口被灼，气不得降，致食不能下。此不独噎膈，噤口痢亦是此意。若噎膈证如此，则五液被焚，不可为矣。至食入反出，虽属无火，乃中官失温运之职，升降不灵，木火更从而为患，与火不生土，土虚阳衰之无火大异，未可以温燥从事。仲景论胸中有寒，丹田有热，与此相近。喻氏黄连汤，即仿其意为之进退。治此者能想明孰寒孰热、孰虚孰实，得其机巧，则为良工矣。

## 三消门

**李** 稚龄阳亢阴亏，一水不能胜五火之气，燔灼而成三消。上渴，中饥，下则溲多，形体消削，身常发热。法当壮水以制亢阳。

大生地　川连　麦冬　知母　五味子　茯苓　生甘草　生石膏　牡蛎　花粉

**又** 夫三消，火病也。火能消水，一身津液皆干。惟水可以胜火，大养其阴，大清其火，乃治本之图。病由远行受热，肾水内乏，当救生水之源。

大生地　沙参　五味子　麦冬　牡蛎　西[①]洋参　桑白皮　蛤壳　天冬

**侯** 脾胃虚而有火，故善饥而能食。肝气盛，故又腹胀也。

---

① 西：原作"生"，据《集成》本改。

甘寒益胃，甘温扶脾，苦辛酸以泄肝，兼而行之。

玉竹　川石斛　麦冬　党参　冬术　白芍　川连吴黄炒　茯苓　乌梅　橘饼

**渊按：**深得古人制方之意，而又心灵手敏。

**查**　脉沉细数而涩，血虚气郁，经事不来。夫五志郁极，皆从火化。饥而善食，小溲如脓，三消之渐。然胸痛吐酸水，肝郁无疑。

川连　麦冬　蛤壳　鲜楝树根皮一两，洗　建兰叶

**又**　服药后，大便之坚难者化溏粪而出，原得苦泄之功也。然脉仍数涩，郁热日盛，脏阴日消。舌红而碎，口渴消饮，血日干而火日炽。头眩、目花、带下、皆阴虚阳亢之征。当寓清泄于补正之中。

川连　淡芩　黑山栀　大生地　当归　阿胶　川芎　白芍　建兰叶

大黄䗪虫丸，早晚各服五丸。

**渊按：**建兰叶不香无用，徐灵胎论之矣。

**又**　诸恙皆减。内热未退，带下未止，经事未通。仍从前法。

川连　当归　洋参　白芍　女贞子　茯苓　麦冬　丹参　沙苑子　大生地

**又**　经曰：二阳之病发心脾，女子不月，其传为风消。风消者，火盛而生风，渴饮而消水也。先辈谓三消为火疾，久必发痈疽。屡用凉血清火之药为此。自六七月间，足跗生疽之后，消症稍重。其阴愈伤，其阳愈炽。今胸中如燔，牙痛齿落，阳明之火为剧。考阳明气血两燔者，叶氏每用玉女煎，姑仿之。

鲜生地　石膏　知母　元参　牛膝　大生地　天冬　川连　麦冬　茯苓　生甘草　枇杷叶

钱　古称三消为火病，火有余，由水不足也。十余年来常服滋阴降火，虽不加甚，终莫能除。然年逾六旬，得久延已幸。今就舌苔黄腻而论，中焦必有湿热。近加手足麻木，气血不能灌溉四末，暗藏类中之机。拟疏一方，培养气血之虚，另立一法，以化湿热之气。标本兼顾，希冀弋获。

大生地　当归　山萸肉　麦冬　洋参　怀山药　龟版　建莲肉　猪肚丸三钱，另服，开水下

朱　脉左寸关搏数，心肝之火极炽。口干，小溲频数而混浊，此下消症也。久有脚气，湿热蕴于下焦。拟清心肝之火，而化肾与膀胱之湿。

大生地　川连盐水炒　牡蛎　黄芪　茅术　麦冬　赤苓　黄柏盐水炒　蛤粉　升麻

猪肚丸，每朝三钱，开水送。

庞　胃热移胆，善食而瘦，谓之食㑊。大便常坚结而不通者，胃移热于大肠也。胆移热于心，故又心跳，头昏。今拟清胃凉胆为主，安神润肠佐之。

鲜石斛　淡芩　郁李仁　火麻仁　枳壳　枣仁　瓜蒌皮　龙胆草　茯神　猪胆汁

另更衣丸一钱，淡盐花汤送下。

此病服此方五、六剂后，用滋阴如二地、二冬、沙洋参等煎胶，常服可愈。

渊按：此似消非消之证。胆腑郁热移胃，传所不胜，故用苦寒直泻胆火。

方　脾阴虚而善饥，肾阴虚而溲数。肝气不舒，则腹中耕痛；胃气不降，则脘中痞窒。此二有余二不足也。然有余不可泻，不足则宜补；肾充则肝自平，脾升则胃自降耳。

党参　怀山药　五味子　茯神　麦冬　冬术　大熟地　枸杞子　陈皮　红枣

**仁渊曰：**三消为火证，人尽知之。而古人治火之方，如人参白虎、竹叶石膏、门冬饮子，玉女煎、大补阴等法，多有不应者，其火固非实火，亦非寻常虚火可比。愚意谓肺肾真阴耗损，肝肾龙相之火浮越无制，以故寻常泻火清火之药，不能治其燔灼。多饮而不能润其烦渴，多食而不能充其肌肤者，固为邪火不杀谷，实由肺金治节无权，脾土虽转输运化，肺不能洒陈散精，以充灌六腑五脏，营卫失滋生之本，致愈食愈瘦，并不能通调水道，膀胱气化失其常度，小便如膏如油，致愈饮愈渴。夫肺为相傅，主一身治节。饮食转运，虽赖脾胃，而宣洒通调，则在相傅。今饮不支渴者，乃气不化津以蒸溉上焦也；饥不充肠者，乃气不化液以周灌脏腑百骸也。金病而水绝其源，火益炽而消益甚。夫肾为水脏，为阴阳之窟宅而藏五液。五液既损于前，母气复伤于后，一伤再伤，而病独重焉。是以仲圣肾气丸最有深意焉。《金匮》云：饮水一斗，小便亦一斗，肾气丸主之。不治其肺燥而治其肾燥，不独治其肾之阴，并治其肾之阳。盖肾之阴不化，由肾之阳不腾。熟地、丹皮，滋肾之阴，而佐以附、桂，蒸肾之阳，使肾阴充而肾阳升，中焦上焦均得其蒸化之力，所谓云腾致雨，品物流行，治肾即所以治肺也。若夫上中下之分，在肺脾所伤之浅深多少。肺伤重则多上消，脾伤重则多中消，而下消则无乎不在，盖三消以肾为主也。

## 痰饮门

**吴**　饮停中脘，脘腹鸣响，攻撑作痛。大便坚结如栗，但能嗳气，不能矢气，是胃失下行，而气但上逆也。和胃降逆、逐水蠲饮治之。

半夏　淡干姜　陈皮　茯苓　泽泻　白芍　旋覆花　代赭石　甘遂去心面包煨　川椒炒出汗　焦六曲

**潘**　肛有漏疡，阴津先损于下。兼以嗜酒，湿热又盛于中。继因劳碌感寒，寒入肺经，与胸中素盛之痰湿相合，咳嗽，呕吐清水，而成痰饮为患。仍饮烧酒祛寒，宜其血溢矣。况内热脉数，阴津亦亏。欲蠲痰饮，恐温则劫其阴；欲除内热，恐清则加其咳。宜和胃降气。

生苡仁　紫菀　白扁豆　茯苓　款冬花　川贝母　郁金杏仁　蛤壳　十大功劳

**又**　阴虚痰饮逢暑，既不可温，又不可清。舌苔黏腻，当和中化痰，兼以摄纳肾气。

二陈汤加杏仁。肾气丸一钱、都气丸二钱，相和，开水下。

**渊按：** 暑天何尝不可用温？惟痰饮见吐血，以为阴虚，不敢温耳。其实血从烧酒伤胃而来，尚非真正阴虚。

**又**　咳呕清水，痰饮之病。脉细数，内热，阴虚之候。治痰饮宜温，治阴虚宜滋，药适相背。肝肾为子母，不妨补母以益子。而胃土又为肺金之母，又当和胃以化痰。拟滋燥兼行，仿东垣法而不碍。

大熟地　冬术　阿胶　五味子　淡干姜　泽泻　茯苓　半夏　肾气丸

**某**　痰饮咳嗽，脾胃两亏。柯氏云：脾肾为生痰之源，肺胃为贮痰之器。近增气急，不得右卧，右卧则咳剧，肺亦伤矣。素患肛门漏疡，迩来粪后有血，脾肾亏矣。幸胃纳尚可，议从肺脾肾三经合治。然年近六旬，爱养为要，否则虑延损症。

熟地<sub>砂仁末拌炒</sub> 半夏　陈皮　五味子　川贝母　阿胶<sub>蒲黄</sub><sub>拌炒</sub>　炮姜炭　冬术　归身炭　款冬花

此金水六君煎合黑地黄丸，加阿胶、款冬、川贝三味，补金水土三虚，上能化痰，下能止血。虽有炮姜，勿嫌温燥，有五味以摄之。

**周**　饥饱劳碌则伤胃，寒痰凝聚，气血稽留，阻于胃络，而胃脘胀痛，呕吐黏痰，殆无虚日。倘不加谨，恐成胀满。

异功散去甘草，加炮姜、熟附子、良姜、蔻仁。

又　温胃化痰，从理中、二陈、平胃三方化裁。

六君子合附子理中，加川朴。

又　寒积中焦，胃阳不布，痰饮窃踞，为胀为痛，为吐为哕。法当温运中阳。但病根日久，必耐服药乃效。

六君子合附子理中去草，加川椒、白蔻仁。

又　中虚非补不运，寒饮非温不化。益火生土，通阳蠲饮，苓桂术甘汤主之。附子理中汤亦主之。

苓桂术甘汤合附子理中去草，加半夏、陈皮、蔻仁。

又　病有常经，方有定法。药已见效，无事更张。袁诗云：莫嫌海角天涯远，但肯扬鞭有到时。

附子理中合二陈汤加老生姜、老桂木。

**渊按：**倜傥风流，足征读书功夫。

**徐**　痰饮伏于胸中，遇寒则咳而喘，心嘈气塞，头眩腰酸。年逾五旬，天癸当去而不去，是气虚不能摄血也。夫气本属阳，阳气日衰，痰饮日盛。法当通阳气以祛水饮之寒。仲景云：病痰饮者，当以温药和之。是也。

二陈合苓桂术甘加款冬、杏仁、蛤壳、沉香。

朝服都气丸二钱，肾气丸一钱，开水送下。

　　**秦**　痰饮咳喘，脘中胀满，时或微痛。虽肺胃肾三经同病，而法当责重于脾。盖脾得运而气化，则痰饮有行动之机也。

　　半夏　陈皮　泽泻　茯苓　杏仁　川朴　补故纸　干姜五味子同研　胡桃肉

　　**渊按：**痰饮病，轻则治肺脾，重则治肾。数方皆治饮正轨。

　　**又**　痰饮停于心下，上则喘咳，下则脘胀。多由清阳失旷，痰浊内阻。转胸中之阳以安肺，运脾中之阳以和胃，咳喘与胀满当松。

　　瓜蒌皮　茯苓　陈皮　薤白头　川朴　半夏姜汁炒　干姜　泽泻　枳实麸炒

　　**胡**　痰饮久留于肺胃，或咳，或喘，或胀满，皆痰气之为病也。化胃中之痰宜苓、半，化肺中之痰宜橘、贝，从此扩充以立方。

　　茯苓　橘红　桂枝　紫菀　白术　半夏　川贝　炙甘草　杏仁　蛤壳

　　**顾**　阅病原，知由痰饮久留，肺脾肾三脏交伤，下则肾虚不能纳气，中则脾虚不能运气，上则肺伤不能降气。由是咳喘不得卧，肢肿腹膨，神气疲惫，虚亦甚矣。治上无益，当治中下。

　　大熟地海浮石拌炒　五味子炒　补故纸盐水炒　牛膝盐水炒　蛤壳打　沙苑子盐水炒　紫石英煅　怀山药炒　麦冬元米炒　茯苓

　　黑锡丹，每朝服三钱，淡盐汤送下。

　　**渊按：**治下固是，然五味无干姜、熟地、牛膝，无肉桂，肺肾之气仍不能纳降。赖有黑锡丹主持，可以取效。

　　**秦**　悬饮踞于胁下，疼痛，呕吐清水。用仲景法。

芫花　甘遂　大戟　吴茱萸　白芥子各二钱

将河水两大碗，入上药五味，煎至浓汁一碗，去渣，然后入大枣五十枚，煮烂，俟干。每朝食大枣五枚。

**渊按：**此五饮之一，乃实证也。用之得当，其效如神。

**赵**　寒入肺底，咳喘而呕，水饮停于心下也。腰胁痛而经停，肝肾已虚。拟开上、温中、补下。

麻黄　细辛　淡干姜　五味子　茯苓　陈皮　杏仁　炙甘草　大熟地海浮石拌　半夏　沉香　枇杷叶

**又**　痰饮咳呕清水，而致停经发热，带下淋漓，营阴虚而肝肾亏矣。脘中胀满，大便偶利则胀觉松，仍是饮邪见症。夫痰饮宜温宜化，而阴虚宜补宜清。所虑热久停经，恐成干血劳损。

半夏　陈皮　茯苓细辛拌炒　生地姜汁炒　干姜五味子同炒　沙苑子　白芍　当归　川芎　款冬花

**渊按：**经停发热，未必即属虚证；惟带下过多，营液虚矣。脘胀便通则松，乃肺脾气分不化也。

**尤**　痰饮咳嗽，朝晨必吐清水。本拟温药以化之，但时当酷暑，兼有臂痛，且以和胃化痰。

半夏　陈皮　茯苓　款冬花　苏子　杏仁　莱菔子　白芥子

指迷茯苓丸。每朝服三钱，开水送下。

**许**　寒咳交冬则发，兼以颈项强急不舒。

大熟地二两，麻黄二钱煎汁浸一宿，炒松　川贝一两　党参一两，元米炒　陈皮一两　茯苓一两，细辛二钱，煎汁浸一宿，晒烘　款冬花一两　制首乌一两　苡仁一两　五味子五钱，干姜二钱同炒　杏仁霜六钱　归身一两，酒炒　胡桃肉一两上药共为细末，炼蜜丸，每朝三钱，开水送下。

**王**　脉弦迟，脐以上连胃脘胀痛。此有寒饮。《脉经》云：迟则为寒。仲景云：口不渴而脉双弦者，饮也。

香砂六君汤去草，加炮姜、神曲、干姜。

**又**　当脐腹痛，痛则气塞胸中，气噎不得语，脉弦大而迟。此胃中阳气不足，而有寒饮也。当以温药通之。

照前方去　神曲　加香附　川熟附

**吕**　阴虚挟痰饮为病。痰饮内留，故咳嗽背寒，心胸着冷则痛。阴虚，故内热也。金水六君煎加减治之。

大熟地　半夏　陈皮　沉香　蛤壳　款冬花　苏子　杏仁　沙参　茯苓

**顾**　头眩心悸，脉沉弦者，饮也。病发则呕吐酸水，满背气攻作痛，得暖则痛松，此浊阴之气上攻阳位。当以温药和之。

熟附子　桂木　半夏　陈皮　冬术　川椒　茯苓　沉香

**强**　中气不足，湿化为痰，气逆不降，喘息不安，夜重于昼。脉象弦滑，滑主痰饮，痰饮属阴，故病甚于夜也。拟降气化痰，兼扶中气。

半夏　苏子　陈皮　茯苓　前胡　旋覆花　神曲　竹茹　雪羹　枇杷叶

**盖**　夫邪之所凑，其气必虚，留而不去，其病则实。留饮久踞不去，亦由中气之虚。欲逐其饮，先补其中。丹溪云：补完胃气而后下之为当。兹议先补中气一法。

六君子汤去甘草，加干姜。

**又**　甘遂半夏汤，用甘遂五分。

**又**　照前方用甘遂七分。

**又**　照前方用甘遂一钱。

虽大便仍未泻，而腹中已觉甚安，即定。药三日。

**某** 春脉当弦而反微，是肝虚也。肝虚魂不藏，夜不得寐。昼日当寤而反寐，是胃虚也。胃为两阳合明之腑，胃虚则阳气失明，故昼日反寐。补肝之虚以藏魂，益胃之虚以补气。

生熟枣仁 茯神 新会白 党参 半夏 生熟谷芽 秫米 白芍 炙甘草

**渊按：**此等方案在古人亦不可多得。

**某** 水饮去后，中气大虚，胃液枯涸，难为力矣。夫中气大亏，非建中不可，而胃阴枯涸，非养胃阴又不可，然则黄芪建中但补中气，而不能养其胃阴，仍非计之善也。今拟十全大补，阴阳气血双调，加入麦、夏、苁、附，即十四味建中法，并建其脾中肾中之阴阳，或者其有济乎！

人参须 黄芪 大熟地附子三分，煎汁炒 川芎 茯苓 半夏 白芍肉桂一分，煎汁炒 苁蓉 炙甘草 麦冬 冬术土炒 归身 金橘饼

**又** 肝虚无直补之法，补肾即所以补肝；中虚有兼补之方，补火而更能生土。前投十四味建中，两建其脾中肾中之阴阳。证既大虚，药宜加峻。虚能受补，便是生机。

人参须 党参 黄芪 炙甘草 大熟地附子一分拌炒 肉桂 麦冬 归身 冬术 枸杞子 半夏 茯苓 枣仁 山萸肉酒炒 苁蓉

**单** 痰饮久留，咳喘不已。痰多黏腻，脾肾两亏。脾虚则痰不化而食减，肾虚则阳气衰而水泛，以致腹满足肿面浮，病成溢饮。《金匮》云：病溢饮者，当发其汗，小青龙汤主之。然脉细阳衰，便难液涸，肾气久虚，何堪更投发泄耗阴伤阳之剂！拟进附子都气丸，裁去熟地者，以其痰多痞塞也。

淡苁蓉　枸杞子<sub>青盐炒</sub>　茯苓　泽泻　半夏　五味子　制
附子　牛膝炭　胡桃肉

**孙**　风邪久恋肺中，寒饮停留胃脘。风能化热，咳久伤
阴。积饮生痰，胃阳失布。肺之子，肾也。胃之妻，脾也。肺
伤肾亦亏，胃虚脾亦弱。脾弱故便泄，肾亏故左尺脉弦而大也。
咳将一载，虽曾吐血，而时呕清水，其为寒饮无疑。今从饮门
例治。

大熟地<sub>海浮石拌</sub>　麦冬<sub>元米炒</sub>　生苡仁　五味子　陈皮　焦
六曲　茯苓　半夏　干姜　紫石英　细辛　沉香

**吴**　喘咳多年，近加咳呛，形消肉瘦，正阴大亏。虽有痰
浊，法当补纳。

大熟地　党参　半夏　陈皮　牛膝　款冬花　麦冬　茯
苓　紫石英　五味子　胡桃肉

**许**　痰饮流落心中，心痛彻背，大便干燥，饮食哽嗌。肠
胃液枯，法当温润。

淡苁蓉　麦冬　茯苓　桂木　薤白头　枸杞子　半夏　陈
皮　瓜蒌霜　白蔻仁

**渊按：**积饮久而伤胃，将成噎膈。桂、姜、薤白治痰饮，
亦可治噎膈。盖二证皆上中焦阳微不化所致。

**范**　寒痰留于胃，则脘痛而吐清水，入于肺，则咳嗽而多
白沫。宜仿小青龙法，辛温开达上焦。

淡干姜　茯苓　白芍　细辛　橘红　桂枝　半夏　五味子
款冬花　杏仁

**顾**　嗜酒多湿，湿蕴生痰。体质阴虚，烦劳伤气。去冬咳嗽，
须微带血，行动气升，至今不愈。诊脉虚小，恐加喘急。兹以
金水六君煎加味。

大熟地　半夏　陈皮　茯苓　款冬花　杏仁　蛤壳　五味子　麦冬　胡桃肉

**另**　金水六君丸，每朝服三钱，淡盐花汤送下。

**金**　痰饮停胸，清阳失旷，咳嗽眩悸。与苓桂术甘汤加味。

茯苓　桂枝　白术　炙甘草　紫石英　五味子　陈皮　半夏　蛤壳　胡桃肉

**方**　向有心痛呕吐之病，得食则安，明系中虚而有痰饮伏留于心下也。上年春季，头痛寒热，从此咳嗽喉有痰声。当时设遇明眼，用小青龙发汗散水，表邪与痰饮悉解，何至淹缠不愈耶！迫至酷暑，邪郁化热，咳嗽带臭，肺气受伤。交白露节，秋金得令，肺气清肃，而后渐愈。至冬阳气少藏，其咳复作。交春入夏，咳频不已，病延一载有余。诊脉双弦，形肉瘦削，口不干渴，身不发热，头眩心悸，肝肾之阴已虚，脾胃之气亦弱，痰饮恋而未化，自浅及于深矣。昔贤谓外饮治脾肺，内饮治肾。今自外而至于内，从肺脾肾三经立法，前后缩照，以冀各得其所。

款冬花　苏子　杏仁　川贝　茯苓　陈皮　半夏　干姜五味子五粒，同炒　大熟地海浮石拌炒　炙甘草　牛膝盐水炒　蛤壳　马兜铃　姜汁　胡桃肉　枇杷叶

**渊按：**外饮治肺脾，非杏、贝等清润之药可治，当求之于《金匮》。想病已棘手，方药错杂，有不得不然耳。

**费**　痰饮伏于胸中，咳嗽喘促。其标在肺，其本在肾。此症本虚未甚，标实有痰，法当两顾。

大熟地　茯苓　蛤壳　川贝　牛膝　半夏　陈皮　杏仁　桑白皮　枇杷叶

**郝**　仲景云：风舍于肺，其人则咳。又云：胸中有留饮，

背寒冷如掌大。此症是也。

麻黄　桑白皮　象贝　橘红　黄芩姜汁炒　杏仁　半夏　生甘草　茯苓　款冬花

**胡**　痰饮咳嗽，饱则安，饥则甚。乃胃虚也。

黄芪　炙甘草　冬术　陈皮　白芍　玉竹　茯苓　杏仁　桔梗

**李**　胃有寒侵，肺有寒侵，两寒相得饮邪停，咳而喘呕为痰饮。气亦宜平，痰亦宜平，病痰饮者药宜温，仲师方法细详审。

二陈汤加老桂木、吴茱萸、川椒、苡仁、生姜。

**罗**　干咳阴虚痰火盛，丹溪方法主生津。此由脘痛兼痰饮，烟体须当温化遵。

苁蓉养阴温润，咸能下降　枸杞子甘温益血　制半夏燥湿痰　茯苓消金燥湿　陈皮盐水炒，理气　水红花子饮停腹痛　白蛳螺壳痰停脘痛　白蜜润燥调服　姜汁豁痰冲服

**又**　烟体阴虚，兼挟痰饮。干咳无痰，脘痛微闷。前方咸降，兼以温润。咳虽稍缓，痰仍内蕴。唇燥舌腻，原方加味。

苁蓉　枸杞子　旋覆花　半夏　茯苓　陈皮　白蛳螺壳　海参漂淡去砂　姜汁冲入　地栗汁冲入

**渊按：**海参入煎剂，乃叶氏之作俑也。脘痛胸闷，明系痰饮，体虽阴虚，仍不相宜。

**陈**　宗台先生认此症为痰饮，卓识超群，曷胜佩服。窃思痰饮久踞，中土必受其戕，而脏气互伤，穷究必归于肾。肾为五脏之根，土为万物之本。脾土弱则清阳失旷，而气化无权；肾水亏则真阳失藏，而源泉消涸。夫以痰饮之病，久卧不起于床，加以寒热神疲，其为水土俱败明矣。节届春分，木旺阳升

之候。木旺则土益弱，阳升则水益亏。清明节后百花齐放，将奈之何？为今之计，崇脾上而转旋清阳，以治其中。补肾水而蛰藏真阳，以治其下。守过清明，若得病情安稳，有减无增，或者其克济乎！

苓桂术甘合二陈，上午煎服。

金匮肾气丸三钱，暮服。

**胡**　寒饮伏留于胃脘，清阳失旷于心胸。脘中微痛，腰背牵掣觉酸，时吐清水。与苓桂术甘汤清胸中之阳气，理中汤理脾中之阳气，阳气复则胃脘之寒饮自化矣。

照二方加陈皮、砂仁、半夏。

**又**　前方通胸中脾中之阳，此方兼通肾中之阳。阳气得通，三焦气机自畅，胃中寒饮自化矣。

照前方加清和丸。

**萧**　腹满，口舌干燥。仲景云：肠间必有水气；渴欲饮水，水入即吐，名曰水逆；食已即吐，名曰格塞。今兼此三者，是寒饮水气伏留于肠胃也。病已四五年，非一日可去。即宗仲景法汇集而加减之。

防己　赤苓　川椒目　泽泻　川连　大腹皮　桂木　焦白术　干姜　猪苓　半夏　白蔻仁

**孙**　水停心下则悸，气郁胸中则痛，痛甚则痞塞而吐白沫，得食则宽。此中虚挟痰饮为患也。

六君子汤加川朴、干姜、桂木、沉香。

**杨**　心胸觉冷，经事数月一来，食入则腹中胀痛。寒痰气郁凝滞不通。当以辛温宣畅，遵熟料五积意。

半夏　桂枝　茯苓　苍术　白芍　川芎　川朴　当归身　丹参　炙甘草　陈皮　枳壳　高良姜

又　苦辛温通之剂，而能调经散瘕，用之而效，益信古人言不妄发，法不虚立，在用者何如耳。

前方去良姜，加茺蔚子、砂仁。

**胡**　阳微浊聚于胃，寒饮窃踞中宫。脘痛连胁，腹鸣漉漉。法当转运中阳，以却寒饮。

旋覆花　干姜　半夏　茯苓　泽泻　陈皮　水红花子　白蛳螺壳　生姜

又　脘胁之痛虽除，脾胃之气大惫。面浮足肿，土衰水泛，脉细少神，虑其腹满。急宜温补中阳以消水湿，又当自知节爱为上。

六君子汤去草，加炮姜、熟附子、神曲。

另金匮肾气丸朝暮各服一钱五分。

**某**　肾中之元阳不足，胆中之火用不宣。痰饮伏留于心下，故心胸如盆大一块，常觉板痛，背亦常寒。三四年来每交子后则气喘，乃阳气当至而不至，痰饮阻遏，阳微阴胜故也。天明则阳气张，故喘平。至心悸咳嗽，易丁惊恐，属阴邪窃踞胸中为病。其常若伤风之状者，卫外之阳亦虚也。图治之法，当祛寒饮而逐阴邪，斡旋阳气，如离照当空，阴邪尽扫。用仲景苓桂术甘汤，先通其胸中之阳气，再议。

茯苓细辛一分，煎汁炒　冬术附子二分，炒　党参姜汁炒　甘草麻黄一分炒　桂木　半夏　干姜五味子五粒，炒　补故纸青盐炒　紫石英　陈皮　胡桃肉　白蛳螺壳洗

**贾**　病已两月，先呕而后咳，多吐清涎，口不渴，心胸痛而痞闷。此痰饮停于心下也。虽微有寒热，并非外感风邪。当从胸痹痰饮门中求之。

半夏　茯苓　瓜蒌皮　橘红　杏仁　生姜

**渊按：** 仲景治胸痹，用蒌皮须同薤白。治痰饮，须同桂枝，否则不效。盖胸脘之阳不化，饮痹皆不去耳。

**施** 背筋常冷，胸腹有块，时吐酸水。此寒痰阻于胃而太阳之气不宣，温之通之。

苏梗　桂枝　陈皮　茯苓　半夏　制附子　川椒　老生姜

**仁渊曰：**《内经》无痰饮证，并无痰字。痰饮之病，始于仲景，详于《金匮》。其论痰饮有四，曰痰饮、悬饮、支饮、溢饮。《千金》有五饮丸，治留饮、痰饮、溢饮、流饮、澼饮。明·李时珍即《金匮》四饮加伏饮为五饮。古人以胸胃肠间有水饮内积，即名曰饮，不必尽有咳嗽也。今人以咳嗽气逆，倚息不得卧，名之曰痰饮，乃《金匮》之支饮也。其余或已更名，如脘痛吐酸，即古之悬饮也。饮水不化，不得汗出，身体疼重浮肿，古之溢饮也。去古渐远，其名遂更。夫五饮之生，总由肺脾阳虚，致水饮入胃不能布化通调，停蓄胃肠之间，遂生种种病情。射肺则咳，凌心则悸，犯肝则胁痛眩冒，入肾则喘逆，侮脾则胀满痞闷，皆中上阳气不能布化之过也。然肺脾之阳虽虚，肾中之阳尚旺，其病犹可支持，故痰饮病有积延岁月而不死者。如此篇亦以咳嗽气逆为痰饮，然即以咳嗽气逆而论，其因多端，未必尽属痰饮也。大抵痰饮咳嗽，其痰多沫，其气多逆，其脉多弦、多滑，其心多悸荡，其头多眩冒，其表畏寒，冬发夏愈，其口不渴，其舌苔多白，此痰饮咳嗽之状也。治法，《金匮》要言不繁曰：须以温药和之。盖无论何饮，化其中上焦之阳气为先，而肾气丸一方，即开后人内饮治肾之门。故后人有外饮治肺脾，内饮治肝肾之说。盖饮邪久延，穷而伤肾，肾阳虚而肾气上奔，非温纳补摄不效。后贤之人参蛤蚧、黑锡丹、天真丸等，都从肾气丸得来，为温纳肾气之法。若得病之由，或冒冷雨，或卧而受凉，或过饮伤其肺脾，非一端耳。

## 痰喘门

**高** 寒入肺底，久而化热，同一痰喘，先后不同矣。初病在肺，久必及肾，虚实不同矣。补肾纳气，清金化痰，是目下治法。

大熟地<sub>海浮石拌</sub> 麦冬 川贝 蛤壳 五味子 牛膝 杏仁 沙参 地骨皮 枇杷叶 雪梨皮

**卢** 肾司纳气，开窍于二阴。病发每因劳碌之余，先频转矢气，而后气升上逆，短促如喘，饮食二便如常。其病在少阴之枢，宜补而纳之。

六味地黄合生脉散，加青铅。

**陆** 喘哮十二年，三疟一载。疟止复来，喘发愈勤。中虚痰饮不化，虽痰中带血，而不可以作热治也。拟六君子加杏仁、旋覆、姜桂方法。

六君子汤加杏仁 旋覆花 桂枝<sub>细辛同炒</sub> 干姜<sub>五味子同打炒</sub>

**渊按：** 痰中见血，仍用姜、桂，非老手不辨。

**冯** 年逾七旬，伏暑挟湿，湿能生热。病起微寒微热，咳嗽痰稠，曾经吐血。今血虽止而咳仍然，脉涩而数，舌苔灰白而渴，乃湿热痰浊，恋于肺胃。病将匝月，元气大伤。脾胃不醒，谷食少进。初起大便坚，今则软而带溏矣。病在肺脾胃三经，治在化痰、降气、和中。

甜杏仁 茯苓 款冬花 蛤壳 沙参 紫菀 川贝母 苡仁 陈皮 雪羹

另：用人参、珠子、血珀、沉香、礞石，研细末，匀和一处，再研极细。分四服，日一服。

又　夫咳嗽痰喘之病，浅则在肺胃，深则属肝肾。凡用方之法，由浅而深。按脉察色，知其虚中挟实。实者，痰浊也。故先以化痰、降气、和中为法。两剂，咳嗽稍平，惟气之喘而短者，有出多纳少之意，则其本虚矣。左脉细微，肝肾之虚大着。虽舌苔黄浊不化，亦当以摄纳为要。且额上汗冷，胃泛不纳，将有虚脱之虑。

人参一钱五分　五味子八分　麦冬钱半，元米炒　山萸肉二钱　泽泻一钱　怀山药五钱，炒　大熟地六钱，附子三分煎汁，浸片时，炒成炭　茯苓二钱　紫石英三钱　怀牛膝三钱　紫衣胡桃肉不去皮，二个

另：用好肉桂三分　上沉香三分　坎炁二条

上三味，各研末，和一处，再研细，分作二服。今晚一服，燕窝汤调下。明日再进一服。若得额汗收敛，左脉稍起，犹有生机可理。若不应手，难为力矣。

**杜**　咳嗽有年，每遇劳碌感寒即发，并无痰涎。此属气喘。据述病起受寒，早用麦冬清滋之药，遂至邪恋于肺，曾服麻黄开达见效。然病根日久，肺气日虚。虚而不治，累及子母。今三焦并治，乃肺脾肾三脏兼顾也。

杜苏子　淡干姜五味子合捣　甜杏仁　橘红　半夏　款冬花　炙甘草

早服附桂八味丸一钱，金水六君丸三钱，开水送。

又　久咳，肺脾肾交虚，前用温纳相安。今交夏令，肾气丸中桂、附嫌刚，改用都气丸可也。

都气丸三钱，朝服。金水六君丸三钱，晚服。俱盐汤下。

又 肺为贮痰之器，肾为纳气之根。肾虚不纳，则气逆而生喘；肺虚失降，则痰贮而作喘。前方辛通肺气，补摄肾气，服下稍安，而病莫能除。良以多年宿恶，根深蒂固。然按方书内饮治肾，外饮治肺，不越开上填下之意。

法半夏 茯苓 橘红 杏仁霜 款冬花 干姜 白芍 五味子 炙甘草

上药为末，用麻黄三钱，白果肉三十粒，枇杷叶二十片，煎浓汁，泛丸。每服一钱，朝晚并进，与都气丸同。

王 高年烘火，误烧被絮，遭惊受寒，烟熏入肺，陡然喘逆，痰嘶，神糊，面浮。防其厥脱。

旋覆花 前胡 杏仁 川贝 代赭石 茯神 苏子 沉香 桑白皮 款冬花 竹油冲 姜汁冲

渊按：此火邪伤肺而喘也。与寻常痰喘不同，故不用温纳。

徐 喘哮气急，原由寒入肺俞，痰凝胃络而起。久发不已，肺虚必及于肾，胃虚必累于脾。脾为生痰之源，肺为贮痰之器。痰恋不化，气机阻滞，一触风寒，喘即举发。治之之法，在上治肺胃，在下治脾肾，发时治上，平时治下，此一定章程。若欲除根，必须频年累月，服药不断，倘一暴十寒，终无济于事也。此非虚语，慎勿草草。

发时服方：

款冬花 桑皮 紫菀 苏子 沉香 茯苓 杏仁 橘红 半夏 淡芩

平时服方：

熟地 五味子 陈皮 苡仁 胡桃肉 紫石英煅 半夏 蛤壳 杜仲 茯苓

又 喘哮频发，脉形细数，身常恶寒。下焦阴虚，中焦痰盛，上焦肺弱。肺弱故畏寒，阴虚故脉数。喘之频发，痰之盛也。有所感触，则病发焉。病有三层，治有三法。层层护卫，法法兼到。终年常服，庶几见效，否恐无益也。

发时服方：

桂枝<sub>生晒干</sub>　款冬花<sub>蜜炙</sub>　橘红<sub>盐水炒</sub>　杏仁霜　莱菔子　桑皮<sub>蜜炙</sub>

共研末，用枇杷叶十片，去毛，煎汤，再用竹油半茶杯，姜汁一酒杯，相和一处，将上药末泛丸。发喘时，每至卧时服此丸二钱，苡仁橘红汤送下。

平时服方：

大熟地<sub>砂仁拌</sub>　丹皮<sub>盐水炒</sub>　茯苓　牛膝<sub>盐水炒</sub>　泽泻<sub>盐水炒</sub>　肉桂　山萸肉<sub>酒炒</sub>　怀山药<sub>炒</sub>　五味子<sub>盐水炒</sub>　磁石

上药为末，用炼白蜜捣和，捻作小丸，丸须光亮。俟半干，再用制半夏三两、陈皮二两、炙甘草一两、研极细末，泛为衣。每朝服二钱。发时亦可服。

**叶**　喘之标在肺，喘之本在肾。脉迟者，寒也。舌白者，痰也。以金水六君煎加味。

大熟地<sub>蛤粉炒</sub>　半夏　陈皮　茯苓　杜仲　款冬花　桂枝　紫菀　杏仁　五味子　胡桃肉

又　喘发已平，咳嗽不止，吐出浓痰，今宜降气化痰。

苏子　旋覆花　当归　款冬花　桑白皮　橘红　半夏　茯苓　杏仁

**金**　痰气声嘶，面仰项折，久而不已，防有鸡胸、龟背之变。盖肺气上而不下，痰涎升而不降，上盛则下虚，故病象若此。宜清肺以降逆，化痰而理气。

生石膏　紫石英　半夏　茯苓　橘红　石决明　川贝母

蛤壳　紫菀　杏仁　竹油　姜汁

另：不蛀皂荚三枚，去皮弦子，煎浓汤一饭碗，用大枣三十枚，将汤煮烂，晒干，将汁再浸，再晒干。每日食枣五六枚。

**某**　汗出不休，气短而喘。是气血阴阳并弱也。足常冷为阳虚，手心热为阴虚。营不安则汗出，气不纳则喘乏。法当兼顾。

大熟地附子三分，拌炒　黄芪防风一钱，拌炒　归身　白芍　五味子　紫石英　茯苓　党参　冬术　浮麦　红枣

**渊按：**此劳损虚喘也。金受火刑，经所谓："耐冬不耐夏"。夏令见之，都属不治。黄芪为汗多而设，若喘而无汗，即不相宜。

**又**　汗出减半，气尚短喘。今当大剂滋阴，再参重以镇怯。

人参固本丸　龟胶　磁石　紫石英　白芍　五味子　胡桃肉

**又**　周身之汗已收，头汗之多未敛。气喘较前觉重，交午愈甚。掌心觉热，脉形细数，饮食减少。阴津大亏，肺气伤戕。兹当炎暑，水衰火旺，金受其灼。咳嗽痰黄，渐延损症。拟清金丽水，冀其应手为妙。

沙参　麦冬　大生地　龟版　川贝母　五味子　知母　西洋参　川黄柏

**仁渊曰：**痰喘之因不一，须分虚实两途。实者因风寒痰火，大都病在肺胃，从外感而来，或寒热无汗，或不热有汗，咳嗽痰浓，便溺短赤，舌苔厚，脉数浮滑不空，乃风温痰热，壅于肺胃，不得降化也。宜宣通肺络，清降胃气。有汗葶、杏、橘、贝、芩、翘、石膏等剂，无汗麻杏甘石、桑、贝、橘、桔之类。若形寒表热不扬，咳窒不爽，脉浮而紧，乃风寒闭其肺络，元

府不宣，肺气不利，不得肃降也。宜麻、杏、苏、桔或防风通圣等开其腠理。虚者乃平素肺肾内虚，肃降摄纳无权，脾胃气弱，不克化饮食精微，即痰饮之类。痰留肺系胃络，一触外邪，肺胃即失顺降，肾气即为奔逆，喉间嗄吼有声，倚几布息，甚至自汗淋漓。无表热外感见证，脉浮滑空豁，或形瘦浮肿，种种虚象，宜温纳镇摄。又有半虚半实之证，如素有痰饮，感寒遇劳即发，咳嗽痰沫，喘逆倚息。仿痰饮例治之，若久病全属虚证。更有无痰而喘，火迫而喘，糖哮、盐哮而喘，俱伤其肺气使然。当求其因。古人谓实喘治肺，虚喘治肾，确有见地，然不可执一。实喘治肺，须兼治胃；虚喘治肾，宜兼治肺。如肾气丸、黑锡丹治肾，人参蛤蚧汤治肺，人参胡桃汤肺肾兼治也。大抵痰多，脉空弦者，以肾为主。痰少，脉虚不甚大者，以肺为主。痰稀多沫者，宜温纳，痰少色黄厚者，宜平降。一则肾阳虚，一则肾阴虚，而肺有火也。夫熟地最能消虚痰，以其能填补肾气而化无形之痰也，勿嫌腻膈而畏之。

# 卷　四

## 咳嗽门

卜　心咳之状，咳则心痛，喉仲介介如梗状，甚则咽肿喉痹。盖因风温袭肺，引动心包之火上逆，故治法仍宜宣散肺经风邪，参入宁心缓火之品。仲景方法，略示其端，但语焉而未详，后人未细审耳。

前胡　杏仁　象贝　桔梗　射干　远志甘草汤制　麦冬沙参

小麦一两煎汤代水。微妙在此一味。

**渊按：** 非深入仲景堂奥不能道。用宣散肺金风温之方，加小麦一两，清心热，即补心虚，何等灵敏。

**胡**　咳嗽呕吐，痰浓头痛，风热上蕴，肺胃失降。

前胡　杏仁　苏子　橘红　款冬花　桑白皮　防风　桑叶冬瓜子

**丁**　形寒饮冷则伤肺，两寒相感，中外皆伤，故气逆而为咳嗽。自秋冬历春夏，每每夜甚，气升不得卧。近来吐血数口，是伏寒化热，而阳络受伤矣。祛其伏寒，退其伏热，必兼降气化痰。

紫菀　杏仁　款冬花　橘红　川贝　茯苓　桂枝　淡黄芩　桔梗　半夏　桑白皮　枇杷叶

**胡**　肺有风邪则咳，胃有湿痰则满。肾虚则腰痛，肝虚则目花。既不可徒散，亦未可徒补，拟两顾法。

苏子降气汤去桂枝，加茯苓、玉竹、稽豆衣、桑叶、胡桃肉、枇杷叶。

**某**　素有寒嗽，时发时止。上年岁底发时，寒热六七日方止。至春初，喉痛三日，声音遂哑，而咳嗽作。总因风温袭于肺部。宜宣邪降气，冀免喘急。

旋覆花　荆芥　杏仁　款冬花　前胡　苏子　枳壳　川贝　川芎　桔梗　蛤壳　枇杷叶

**许**　寒嗽交冬则发，兼患颈项强急。

大熟地六钱，麻黄一钱煎汁浸，炒松　茯苓三钱，细辛五分煎汁浸，炒　胡桃肉四钱　陈皮二钱，盐水炒　半夏钱半，炒　川贝三钱　款冬花三钱　五味子八分，淡姜一钱同炒　苡仁四钱　杏仁霜三钱　归身三钱，酒炒　党参三钱，元米炒

上药为末，炼蜜为丸。每晨开水送下三钱。

**渊按：**久嗽宜此方。若颈项强急，未免有外风袭三阳经也，何不以汤剂兼治之。

**僧**　咳嗽七八年，咳甚必汗出。近半年以来痰中见血两次，肺气肾阴亏损矣。虑加内热，延成劳怯。

大熟地　归身　蛤壳　北沙参　麦冬　川贝　甜杏仁　苏子　桑白皮　炙甘草　枇杷叶

**又**　久嗽肺肾交虚，犹幸胃气尚旺。法以金水同治，冀精气渐生。

大熟地　归身　炙甘草　潞党参　桂枝　款冬花　炮姜

麦冬 半夏 阿胶 蛤壳

此仿炙甘草合麦门冬汤。病由寒伏肺底，致成咳嗽，日久伤及精气，故于滋补中兼化痰。

又 久嗽汗出，诸药不效。用宁肺散。

粟壳一两六钱，醋炒 炙乌梅肉四钱

共研末，每服三钱，下午开水调服。朝服金水六君子丸四钱，开水送下。

**张** 十年前三疟之后，盗汗常出，阴津大伤。去秋咳嗽气升，痰中带血。至今行动气喘，内热多汗，食少无力，脉虚细数，劳损根深。

四君子汤加五味子、熟地、焦六曲、粟壳、紫石英、熟附子、黄芪、白芍、麦冬。

又 肺主出气，肾主纳气。肾虚不能纳气，气反上逆而喘。痰饮留中，加以汗出阳虚，咳血阴虚，内热食少，肺肾虚劳之候。

四君子汤加麦冬、紫石英、熟附子、丹皮、大熟地、半夏、白芍、沉香、五味子、粟壳、乌梅。

**渊按：**夺血毋汗，夺汗毋血。血，阴也；汗，亦阴也。何以言阴虚阳虚？盖汗出为阳气失卫，咳血为阴火所迫，故有阴阳之分。

又 盗汗气喘，咳嗽脉细。精气两虚，舍补摄肺肾之外，更将何法以治！景岳云：大虚之症，即微补尚难见效，而况于不补乎？

前方加归身、牡蛎、龙骨、黄芪。

**姚** 咳嗽将及一年，阴阳之气各造其偏。阳虚则外寒，阴虚生内热。夏令湿热用事，迩日寒暄不调，脾胃伤戕，恐致成劳，毋忽！

沙参　茯苓　五味子　麦冬　黄芪　川贝　苡仁　沙苑子
玉竹　枇杷叶

又　脉数未退，阴虚未复。咳嗽不止，肺气日虚。夏暑将临，病尚未稳，仍宜小心安养为要。

大生地　生洋参　麦冬　川贝　玉竹　五味子　黄芪　沙
参　茯苓　枇杷露

**唐**　七旬有六之年，面色红润，脉形坚搏，外似有余，里实不足。屡患咳嗽，娇脏暗伤。本月初旬，微感风温，咳嗽又作。舌苔薄白，底有裂纹，饮食略减。风温久恋，劫胃津，灼肺阴。不可再投辛散，当以甘润生津。

花粉　沙参　玉竹　麦冬　苡仁　杏仁　川贝　桑叶

**李**　咳嗽喉痒，痰或稀或浓，浓则腥臭。脉象右弦而滑，左弦小数。肝经有郁勃之热，肺家有胶黏之痰。此痰为火郁而臭，并非肺痈可比。当以平肝开郁，参清金化痰。

沙参　橘红　苏子　杏仁　石决明　川贝　茯苓　丹皮
蛤壳　枇杷叶　陈海蜇漂淡　地栗

**许**　咳嗽面白为金伤，脉数而洪属虚火，是脉克色而火胜金也。夏至一阴生，正属火令，为剥极则复之际。倘若剥而不复，颇有火灼金销之虑。

党参　黄芪　炙甘草　茯苓　怀山药　麦冬　沙参　五味
子　紫菀　陈皮

此生脉散合六君子汤加紫菀。夫四君去术加黄芪、山药、陈皮，亦名六君，在《医方集解》中。

**王**　暑风从背俞而内薄于肺，湿热从胃脉而上注于肺，外内合邪，其气并于胸中，气不得通，因而上逆，气升作咳。舌苔薄白，口腻不渴，治属饮家。

半夏　陈皮　枳壳　马兜铃　杏仁　射干　通草　冬瓜子
枇杷叶

**渊按：**宜佐开泄暑风之药一二味，如香薷、苏梗之类。

**阙**　体弱素亏，频年屡患咳嗽。今春产后悲伤，咳嗽复作，背寒内热，气逆痰多，脉虚数，大便溏。延今百日，病成蓐劳。按产后血舍空虚，八脉之气先伤于下，加以悲哀伤肺，咳嗽震动，冲脉之气上逆。经云：冲脉为病，逆气里急；阳维为病，苦寒热。频进疏风清热，脾胃再伤，以致腹痛便溏，食减无味，斯皆见咳治咳之弊。越人谓上损及脾，下损过胃，俱属难治。姑拟通补奇经，镇摄冲脉，复入扶脾理肺。未能免俗，聊复尔尔。

大熟地砂仁炒炭　当归小茴三分拌炒　紫石英　白芍桂枝三分拌炒　白茯苓　川贝　牛膝盐水炒

**张**　稚龄形瘦色黄，痰多食少，昼日微咳，夜寐则喉中嘁吼有声。病已半载，性畏服药。此脾虚湿热蒸痰阻肺也。商用药枣法。

人参　炙甘草　冬术　茯苓　制川朴　苍术　宋半夏　陈皮　川贝　榧子

上药各研末，和一处。用好大枣一百枚，去核，将药末纳入枣中，以线扎好。每枣一枚大约纳药二分为准。再用甜葶苈一两，河水两大碗，用枣煮，候枣软熟，不可太烂，取出，晒干。候饥时，将枣细嚼一枚。一日可用五、六枚。余枣汤去葶苈，将汤煎浓至一茶杯，分三次先温服。

此平胃、六君子汤加川贝、榧子也。制法极好。治脾虚湿热蒸痰阻肺，喉中痰多者，从葛可久白凤膏化出，颇有巧意。

服之遂愈。

**渊按：** *心思巧妙，触发后学不少。*

**毕** 劳心苦志，耗损营阴。阴虚生内热，热胜则风动，由是心悸少寐，头眩咳嗽，晡热朝凉，种种病情，相因而至。前议甘凉生津，微苦泄热，服后热减咳稀，原得小效。而或谓外感，改投辛散，杂入消导苦寒，以致咳频汗多。犹云邪未尽达，再欲发汗。大言不惭，岂非痴人说梦耶！余今仍用甘凉，窃恐见此方者，又訾议于后也。呵呵！

沙参　玉竹　麦冬　地骨皮　茯苓　川贝　稽豆衣　茯神　钟乳石　雪梨肉　红枣

**奚** 风邪袭肺，肺气失宣。一月以来，咳嗽，上引头痛。乃振动肝胆之阳也。幸胃旺能食，邪未延及于中。第久恋于肺者，势必渐化为热。乃咳而喉痛、音哑，肺阴为热耗矣。宣风散热，润肺化痰，是其治法。然非数剂所能治。盖风入肺系，祛之亦不易也。

牛蒡子　马兜铃　川贝　桔梗　杏仁　生甘草　海浮石　蛤壳　阿胶　桑叶　枇杷叶

**另** 蛤粉一两，青黛二钱，蝉蜕七分，共三味，研为细末。分七服，药汁调下，每日一服。

肺阴已伤，引动肝阳，咳作头痛，青蛤散颇合。皂荚子不可用，恐劫液也。

**戴** 五脏皆有咳，总不离乎肺。肺为娇脏，不耐邪侵，感寒则咳，受热则咳，初起微有寒热，必挟表邪。邪恋肺虚，脉形空大。前方降气化痰，保肺涤饮，俱无少效。据云，得汗则身体轻快，想由肺气虽虚，留邪未尽。补虚而兼化邪，亦一法也。用钱氏法。

牛蒡子<sub>元米炒</sub> 马兜铃 杏仁 阿胶<sub>蛤粉炒</sub> 苏子 桑白皮
款冬花 炙甘草 茯苓 桑叶 枇杷叶

**沈** 脉虚软而似数，内伤虚弱奚疑！夫邪之所凑，其气必虚。虚处受邪，其病则实。咳嗽虽由外感，而实则因于气虚。以为风寒固不可，以为虚损未必可。玉竹饮子主之。

玉竹 杏仁 苏子 桑白皮 款冬花 旋覆花 沙参<sub>元米炒</sub>
象贝 橘红 枇杷叶

**岑** 烦劳疲极则伤肝，肝伤则气逆而上迫，为胁痛，为咳嗽。秦氏所谓先胁痛而后咳者，肝伤肺也。治法不在肺而在于肝。夏令将临，恐有失血之虞。

旋覆花 桃仁炭 杏仁 川贝 苏子 冬瓜子 黑山栀
丹皮 郁金 苡仁 枇杷露

**祝** 咳嗽夜重，风寒伤于肺，劳碌伤于肾。肾气上逆，故重咳于夜也。

前胡 杏仁 象贝 橘红 半夏 旋覆花 紫菀 茯苓
沉香 沙苑子

**渊按：**治风寒则可矣，治肾虚则未也。

**某** 咳嗽白痰味咸，是肾虚水泛为痰也。小便黄，阴虚内热。初起虽有风寒，日久亦从热化，而元气渐虚矣。今从肺肾图治。

沙参 玉竹 橘红 甜杏仁 茯苓 川贝 紫菀 蛤壳
金狗脊 十大功劳

**平** 病起伤风咳嗽，邪留肺系。久咳伤阴，火起于肾，上冲于心，心中热痒则咳甚而肤热，迨火降则热亦退，而[1]稍平。

---

[1] 而：集成本作"咳亦"。

其所以发热者，由于阴虚也。惟胃纳甚少，滋阴之药不宜过，当以金土水三脏皆调。立夏在前，冀其热减为妙。

大生地蛤粉拌捣　阿胶米粉拌炒　怀山药　炙甘草　川贝
五味子　茯苓　牛蒡子　丹皮炒焦　橘红　紫菀　枇杷叶

**仁渊曰：**咳嗽一证，最为难治。外感固不可擅用清滋，即内伤之咳，亦未可擅用冬、地，须察其病因在何脏腑而施治。疗久咳必先顾其胃气，未有胃不顺而咳可愈者。经谓：十二经皆有咳，非独肺也。皮毛者，肺之合也。皮毛先受邪气，邪气以从其合也。其寒饮食入胃，则肺寒。肺寒则内外合邪，因而客之，则为肺咳。此言外感之咳，从感寒饮寒而起，邪由皮毛而内合于肺，或散或温或凉，从肺主治。其饮热受热者，亦可隅反。若内伤之咳，则五脏十二经皆有，断不可专治其肺。盖咳在肺，所以致咳不在肺。五脏六腑苟有一气之逆，触动肺气，即能作咳。绎经旨"聚于胃，关于肺"二语，深得咳嗽要言。夫胃有五窍，如闾里门户。水谷入胃，渣滓由下脘传小肠，水液即从旁窍而出，传布三焦，由中焦蒸化，至上焦为津液，渗下焦为便溺。今脏腑之气失顺，逆击于肺作咳，胃窍之水饮，不能尽化津液，聚于上脘而为痰涎，寒则痰稀，热则痰浓。前人论脾乃生痰之源，肺为贮痰之器。今读西国医书，谓咳痰不从肺出，即从胃脘而来。证以经文"聚于胃，关于肺"二语，始知前人所论非是。按前贤论咳嗽者甚多，至"聚于胃"三字，从未论及，岂《内经》此言漫无着落耶？今得西医剖视之书，益见《内经》之精。至何脏何腑之逆，虚实之辨，当详参脉证。经文于此尤为精细，不难按证用药。兹集外感内伤为一编，读者宜细绎之，勿混治也。

# 疝气门

**某** 先天不足，肾气虚寒，膀胱失化，肾囊胀大，疝气上攻，呕吐不止。防其发厥。

肉桂　金铃子　乌药　巴戟肉　胡芦巴　半夏　吴茱萸　泽泻　小茴香　荔枝核

又末药方：

棉子肉<sub>四两，炒</sub>　小茴香<sub>二两，盐水炒</sub>　糯米<sub>半升，炒黄</sub>

共研末，砂糖调服。

**渊按：** 水盛凌土之象，须崇土御水为主。

**曾** 嗜酒之人多湿，湿注下焦而成癫疝，肿胀久而不已，虑其变酿囊痈、湿漏等疾，是属淹缠。

萆薢　橘核　桃仁　茯苓　焦白术　海藻<sub>洗清</sub>　昆布<sub>洗清</sub>　泽泻　延胡索　川黄柏　川楝子<sub>炒打</sub>　通草

附丸方：

金铃子<sub>一两，炒打</sub>　萆薢<sub>一两，炒</sub>　茯苓<sub>一两，烘</sub>　泽泻<sub>一两，炒</sub>　防己<sub>一两</sub>　焦山栀<sub>一两</sub>　白术<sub>八钱，炒</sub>　黑白丑<sub>各二钱，炒</sub>　黄柏<sub>五钱，炒</sub>　川连<sub>三钱，吴萸二钱煎汁，炒</sub>　苡仁<sub>一两，炒</sub>　茅术<sub>八钱，米泔水浸</sub>　昆布<sub>一两，洗淡，炒</sub>　橘核<sub>一两，炒，打</sub>　海藻<sub>五钱，洗淡，炒</sub>

上药共研细末，用老丝瓜筋<sub>三两</sub>、砂仁<sub>三钱</sub>、通草<sub>三钱</sub>，煎汤泛丸。每朝三钱，开水送下。

**秦** 湿热素盛，下注小肠厥阴之络，囊肿，胯筋胀痛，小有寒热已经匝月。拟泄肝络，兼通小肠。

金铃子散加柴胡、青皮、穿山甲、全蝎、龙胆草、枳壳、山楂肉、黑山栀、沉香、吴茱萸、橘核。

又　疝本属寒，久则化热。其热为标，其寒为本。当标本兼治。

金铃子散加木香、乌药、吴茱萸、橘核、小茴香、车前子、川黄柏、枸杞子、胡芦巴。

吴　子和论七疝，都隶于肝。近因远行劳倦，奔走伤筋，元气下陷，其疝益大。盖筋者，肝之合也。睾丸者，筋之所聚也。大凡治疝不越辛温苦泄，然劳碌气陷者，苦泄则气益陷。今先举其陷下之气，稍佐辛温，是亦标本兼治之法。

补中益气汤加茯苓、茴香、延胡、全蝎、木香。

又丸方：

党参　白术　茯苓　吴茱萸　乌药　木香　小茴香　当归　枸杞子　川楝子　淡苁蓉

上药研末，用荔枝半斤，去壳煮烂，取肉捣烂，另将核炙脆，研末，连前药末共捣成丸。朝暮用盐花汤送下三钱。

周　中气不足，湿热下注厥阴之络、胯凹肾囊之间，每逢劳碌必发疝气攻痛，兼有寒热。前用搜络方法，未获效验。今用补中益气汤加搜络清里之药。

补中益气汤去黄芪、炙草，加黄柏、茴香、全蝎、吴茱萸、黑山栀、川楝子、橘核、丝瓜络。

又药酒方：

枸杞子　沙苑子　茴香　仙茅　川楝子　熟地　菟丝子　吴茱萸　杜仲　巴戟肉　党参

烧酒十斤浸，夏五冬十，日饮，勿醉。

王　肝经久有湿热，伏于下焦经络之中。疝气交春而发，夏甚秋衰，至冬而平。发时每有寒热，是属湿火无疑，断非寒疝可比。去冬迄今患疟，兼以咳嗽，舌底红裂而苔黄掯，此疟邪湿热伤阴之象。法以养阴化痰、和胃泄肝为治。

制首乌　鳖甲　陈皮　杏仁　桃仁　川楝子　青皮　延胡
川贝　沙参　红枣　生姜

**仁渊曰：**古人谓七疝都隶于肝，以少腹前阴皆厥阴经脉部位故也。湿热寒邪袭郁厥、少而成疝，此言诚是。然余谓病标在肝，病本在脾肾。盖厥阴风木，寄体在土，滋灌赖水。苟日暄雨润燥湿得宜，欣欣向荣，何疝之有？惟水寒土湿，木失其荣，藏舍空而经络虚，始寒湿、热湿之邪乘虚袭入；邪郁不化，木不条达，愈郁愈横，于是将军之性猝发难遏，其气不得升达，横塞本位经脉之间而作疝也。所以不涉他部者，他脏尚不虚耳。冲心则死，亦以心阳大虚，寒邪得以直犯君主耳。气体实而标邪盛者，其治尚易；惟积年累月，邪虽不重，而脏真大虚，一切苦寒辛通之药，未可径施，施亦未必效验，最为难疗。若治疝都用辛通温散入方者，不独散其寒，亦所以通其气耳。通则不痛，痛则不通，是之谓乎！

## 遗精淋浊门

**严**　淋浊三年不止，肾虚湿热不化。阴头碎痒，筋骨微疼。六味补肾，能化湿热。耐心久服，莫计效迟。

大生地　怀山药　茯苓　山萸肉　五味子　麦冬　益智仁
丹皮　泽泻　湘莲肉

**须**　精浊连年不断，兼有血块淋漓。肝肾大虚，八脉无以固摄，湿热混乱不清。舌苔白腻。法当脾肾双补，固摄下焦。

怀山药　茯苓　菟丝子　阿胶 赤石脂炒　血余炭　五味子

杜仲　沙苑子　金樱子　莲须　旱莲草

**渊按：**肝肾八脉之虚，由湿浊混淆，精血频下。若不先清湿热以宁相火，徒事补肾固精，所谓不清其源而欲塞其流，能乎否乎？

**顾**　遗精无梦为肾虚，咳嗽寒热乃风邪，腹胀纳少兼肝气。此三者当先何治？曰：咳嗽盗汗出，不宜治肺；肝气横，不宜伐肝。然则治其肾乎？

六味丸　去泽泻　加陈皮　白芍　沉香　牡蛎　芡实　湘莲肉

**又**　遗精属肾，不寐属心。心火刑金则咳，心阳下陷则遗。阴虚则盗汗，肝虚则结瘕。法当交济坎离。

大生地　远志　芡实　茯苓　白芍　党参　龙齿　枣仁怀山药　龟版　六神曲　麦冬　牡蛎　五味子　丹皮　建莲肉

**丁**　水窍精窍，异路同门，二窍不并开。水窍开则湿热常泄，相火常宁，精窍常闭。若水窍为败精瘀浊阻塞不通，则湿热不泄。病已二载，颇服滋补，使湿热败浊漫无出路，致下焦浊气上攻及胃，时时嗳气，腹中不和，二便不爽，失下行为顺之理。诊脉细肢寒，肾阳与胃阳不布。法宜通阳渗湿，益肾化浊。

补故纸　韭菜子　茯苓　萆薢　小茴香　菟丝子

**又**　症势仍然，前方加减。

照前方加桂枝、白芍、龙齿、牡蛎。

**又**　杂药乱投，诸病不除，中气早戕，故腹中不和，大便不畅。至于本病清浊淆混，亦脾虚湿热所致。

萆薢　益智仁　半夏　陈皮　党参　黄柏　石菖蒲　乌药砂仁

**又**　九窍不和，肠胃病也。胃以下行为顺，肠以传导为职。

肠胃失司，则嗳气，肠鸣，头眩，大便难，小溲混浊，肛门溺窍皆痒。

白术　苦参　茯苓　陈皮　香附　泽泻　六神曲　桃仁　火麻仁　槟榔　青皮　茵陈草

又　湿热浊邪，混入清气之中，无路可出，外则肌肤生瘰，如粟且痒，上则头眩，下则溺窍后阴俱痒，精浊时流，大便艰涩。三焦俱受其邪，虚实混淆之病也。疏泄浊邪从下而出，复入交济坎离，虚实同治。

朝服控涎丹十四粒，陈皮汤送下。暮服磁朱丸三钱，沙苑子汤下。

**渊按：** 借控涎丹以泻中焦湿热痰浊，磁朱丸以交济坎离，可谓善于腾挪。

**王**　病起膏淋，变为石淋，今又成血淋矣。盖肾虚精不藏聚，湿热相火蒸灼，致精化为浊，浊凝成块。阴伤日久，血亦下注，故见血块也。填补阴髓以化湿热，法当滑涩兼施。

大熟地　阿胶　龟版　天冬　血余炭　芡实　秋石　沙苑子　冬葵子　韭菜子炒　湘莲肉

**李**　北门之龠得守，则阳气固；坤土之阳得运，则湿浊化。湿浊化则精旺，阳气固则精守。所嫌肌肉尽削。夫肌肉，犹城垣也；元气，犹主宰也。城垣倾颓，主宰困穷，然则非大补元气不可。

大熟地　西党参　冬术　枸杞子　厚杜仲　麦冬①　怀山药　淡苁蓉　当归　半夏　陈皮　茯苓　谷芽

**萧**　据述病情多系情怀郁勃，肝肾下虚。小溲频数澄脚，

---

① 麦冬：集成本"麦冬"一味后有"炙甘草"。

遍体机关骨节不利，头面觉麻。此由阴液内亏，风阳绕络，源泉不足，膀胱不化使然。养阴液以息风阳，救源泉以通气化，又须怡情安养，庶几可瘳。

大生地　二冬　龟版　沙苑子　五味子　川断　茯神　沙参　覆盆子　家韭子

**渊按：**既从七情郁结而来，乃心火不能下交于肾水，致肾关不固，似宜心肾兼治。

**张**　男子十四发身太早，保真不固，究竟外丰内亏，不时内热，身倦乏力，恐其延成劳损。培补先天，兼理后天，尤宜自知爱惜为上。

党参　大熟地　怀山药　丹皮　茯苓　陈皮　沙苑子　苡仁　杜仲　金狗脊

**薛**　左尺极细，寸关微而似数，右三部俱弦滑。下有遗精暗疾，肛门痒而出水；上则头眩耳鸣，舌苔粉白。以脉合症，肾阴下亏，湿热相火下淫上混，清窍为之蒙闭。法当补肾之阴而清相火，清金和胃，分利膀胱以化湿热。

萆薢　大生地蛤粉炒　知母　泽泻　龟版　麦冬　黄柏赤苓　半夏　丹皮　牡蛎　怀山药

又丸方：

大生地砂仁、陈酒拌蒸　冬术土炒　黄连盐水炒　苦参　天麻怀山药　丹皮盐水炒　川芎　芡实　龟版酥炙　牡蛎煅　泽泻盐水炒　黄柏盐水炒　知母盐水炒　半夏　萆薢盐水炒　赤苓　麦冬元米炒

上药为末，用建莲粉四两，神曲四两，煮糊捣丸。

**渊按：**此方治肾虚湿热遗精极妙，然须胃纳尚旺者。若谷食式微，连、柏等苦寒宜斟酌。

**高** 淋浊而兼遗滑，耳聋目花。肝肾大虚，不宜渗利，法当固摄。

沙苑子　怀山药　补故纸　茯神　家韭子　芡实　龙骨　牡蛎

朝暮服威喜丸三钱。

**渊按：**纯属虚象，宜加熟地、山茱萸。

**蒋** 肾藏精，肝藏血，膀胱主疏泄，故前阴一物也，而有二窍。二窍不并开，水窍开则湿热常泄，相火常宁。若房事过度，则相火旺而精血不藏，混入水窍，为血淋窍痛焉。

大生地　元精石　丹皮　龟版　五味子　川黄柏　血余炭　沙参　知母　麦冬　茯苓　阿胶

**高** 脉细固属阴虚，若下垂尺泽，是相火下淫，故精血下流，小溲频①数，溺窍疼痛，大便干结也。补养肾阴，兼清相火为法。

大生地　龟版　黄柏　大黄酒炒　木通　小蓟炭　阿胶蒲黄炒　焦山栀　甘草梢　知母　茯苓　元明粉　车前子　牛膝

**陈** 遗精无梦，不特阴虚，阳亦衰矣；干咳无痰，不特肺虚，胃亦弱矣。补精纳气，温煦真阳，治其肾也；补土生金，清肃高源，治其肺也。若夫救本之图，在于息心无妄。"无妄"二字，所该者广，心君镇定，自无震撼之虞。

大熟地　党参　五味子　枸杞子　茯神　菟丝子　龙骨　沙苑子　怀山药　牡蛎　龟版　丹皮　杜仲　芡实

**华** 病由丧子忧怒抑郁，肝火亢甚。小溲淋浊，渐至遗精，一载有余，日无虚度。今年新正，左少腹睾丸气上攻胸，心神

---

① 频：原作"便"，据集成本改。

狂乱，龈血目青。皆肝火亢盛莫制也。经云：肾主闭藏，肝司疏泄。二脏皆有相火，其系上属于心。心为君火，君不制相，相火妄动，虽不交会，亦暗流走泄矣。当制肝之亢，益肾之虚，宗越人东实西虚、泻南补北例。

川连　焦山栀　延胡索　鲜生地　赤苓　沙参　川楝子
知母　黄柏　龟版　芡实

另当归龙荟丸一钱，开水送下。

附丸方：

川连 盐水炒　苦参　白术 米泔浸，晒　牡蛎

共研末，用雄猪肚一枚，将药末纳入肚中，以线扎好，用水酒各半煎<sup>①</sup>烂，将酒药末共捣，如嫌烂，加建莲粉拌干作丸。每朝三钱，开水送下。

**张**　操觚莲幕，形逸心劳。肾水下亏，不能上承于心，心阳内亢而反下趋于肾，即坎离之不交也。不交则诸病生，由是而下为淋浊尿血，宗筋绊痛；上为眩晕咳嗽，心中震跃。诊脉左小右大，内伤虚症何疑！今远道初归，跋涉劳顿，且拟和平补益，庶无畸重畸轻之病。

马料豆　甘草梢　茯神　怀山药　麦冬　建莲肉　沙参
红枣　鲜藕　枇杷叶

又　心阴耗损，君不制相，相火妄动。强阳常举，精浊时流，肛门气坠，大便溏薄，心中嘈辣，干嗽无痰。右脉空大，两尺皆虚。法宜补心阴以制相火，益肾气以固元精。

西洋参　黄柏　五味子　知母　牡蛎　大生地　龟版
麦冬

---

① 煎：集成本作"煮"。

另补故纸<sub>盐水炒</sub>、韭菜子<sub>盐水炒</sub>，研末，炼蜜为丸。每服三钱。

**渊按：** 相火旺而肾阴亏极矣。二味为丸，专助肾阳，恐与此证不合。

**包** 劳碌气虚，湿热随之下陷。淋浊初起觉痛，今而不疼，但觉气坠，小便频数，色黄而混浊不清。仿东垣补脾胃、去湿浊、泻阴火、升清阳方法。

黄芪<sub>盐水炒</sub> 柴胡 升麻 沙参 茯苓 芡实 萆薢 黄柏 知母 灯心 食盐<sub>冲服一捻</sub>

**仁渊曰：** 遗精、淋、浊，古人每连类称之，其实三者因不同、病不同、治亦不同，未可一概论也。夫遗精乃精关之病，少年者多起于意淫，或色欲过度。中年者或由用心太过，心火不能下交，致肾精下溜，不梦而泄，甚则不寐亦泄。亦有湿热阻中，致肝木升阳之气不能上达，郁陷于至阴之下，蒸煽精关而病。古人以有梦无梦分虚实，未必尽然。大抵从湿热来者多实，从意淫多欲、用心太过来者多虚。惟同一虚也，须分阴虚、阳虚及阴阳两虚、虚中挟实。今世医治此多不效者，由未辨明阴阳虚实，一味以补肾固精了事，及病者未能养心寡欲耳。盖相火妄动致遗精，肾阳不能固摄亦致遗精。试观古方，其义自明。若淋症全由膀胱溺窍为患，虽分五证，半由湿热而来，前人辨之甚详。即劳淋、虚淋，或从色欲起见，乃败精阻于溺管，溺管伤损，或淋久膀胱气虚，致肾亦虚，乃由标及本，由腑及脏，非病起于肾也。至浊证则肾与膀胱脏腑兼病，然脏病多而腑病少。小便短赤，塞而不通者，为膀胱湿热。小便清通，脓浊时流者，为肾虚精不固。浊色黄厚为虚热，色白而清为虚寒。小便清通，但短数，时时欲便，亦属肾气虚寒。前人于淋、浊二证，不甚分别，都以为湿热。余少时执其说而治之，多不验。今阅历有年，始知淋属膀胱溺窍，浊属肾虚①精窍。浊证虽有挟湿热，兼膀胱病者，总属脏多腑少，脏主腑宾。俟湿热清而小便畅，即专益气固精；若阳气虚者，佐扶阳升阳。盖浊证大都色欲时忍精不泄，精管受伤，致精关不固，肾液与阴精同下，病久则阴伤及阳，阳不摄阴耳。前案兼病俱多，方亦不能一例，读者神而明之。

## 痉厥门

**陈** 呕恶数日，止而发痉，每日必三五次。此肝逆犯胃，聚液成痰，内风阳气弛张，痰亦从之为患。拟以和胃息风。

羚羊角 钩藤 半夏 陈皮 黑山栀 石决明 池菊花 元参 竹茹

**又** 痉厥日数发，口噤不能言，而心中了了，病不在心而在肝。夫心为君主，肝为将军。当其气火风相煽之际，一如将在外，君命有所不受，则君主虽明，安能遽禁其强暴哉！况胃为心子，胃家之痰与肝家之风相助为虐，舌红碎痛，一派炎炎之势莫遏。欲化胃痰，先清肝火。

羚羊角 大生地 犀角 茯苓 生山栀 天竺黄 石决明 元参 钩藤 金箔 枣仁川连炒 竹油冲服 姜汁冲服

**钱** 肝苦急，急食甘以缓之。

生甘草一斤，研末 红枣一斤

煮烂，去皮核，与甘草打和为丸。每服三钱，开水送下。

---

① 虚：疑作"脏"。

此人并无表证，又不内热，一月数十痉，服此二料即愈。

**仁渊曰**：胃虚生痰，肝旺生火，火煽其痰，胃不能御，必至上逆而为呕吐。吐极而胃益虚，肝益强，不至风动痉厥不已。夫所谓胃虚者，胃之降气不顺也；肝旺者，肝之郁热上升也。气逆化火，呼之为肝风、肝火、肝气者，以肝属巽木，为生风生火之脏，其性急暴，为将军之官，凡逆升之气都主于肝故也。治以凉降者，以秋金之气，逆折其春木之太过也。夫痉厥之证，不止呕吐一端。若痉厥为木旺贼土，霍乱多有之。外如温邪液涸，中风痰阻关窍，小儿痰热蒙蔽。吴鞠通有《痉因质疑》，论《内经》"诸痉项强皆属于湿"，谓"湿"字乃"风"字之误。余谓风不得痰，尚不至痉，《内经》"湿"字当作"痰"字解者甚多。然痰不得风，亦不为痉。大抵风火痰三者相因为患。今时痉厥与瘛瘲不分。夫痉则角弓反张，戛齿吐沫；瘛瘲则筋络抽掣，四指搐捻。痉乃风火痰交煽，闭其机关，多实证；瘛[1]则液涸血空，经络失养，多虚证。补泻不同，治法大异，不可不详辨之。


## 杂病门

**某**　风邪入络。

小续命汤。此症病后，一日数次不能言语。只要自己捏肩背，即可渐渐而言也。

**某**　久虚不能统血，并不能转运其气，是以便血时作，而又腹微满也。吐出之痰结硬，此为老痰，乃湿热所结，法当兼理。

---

[1]　瘛："瘛"后疑脱"瘲"字。

四物汤去川芎，加党参、冬术、怀山药、陈皮、龟版、蛤壳、荸荠、海蜇。

**渊按：**不统血，不转运其气，腹微满，皆脾虚也。

**某** 久病之躯，去冬常患火升。交春木旺，肝胆升，阳无制，倏忽寒热，头面红肿，延及四肢，焮热痒痛，殆即所谓游火、游风之类欤！匝月以来，肿势大减。四五日前，偶然裸体伤风，遂增咳嗽，音哑痰多，口干舌白，续发寒热，胃气从此不醒，元气愈觉难支。风火交煽，痰浊复甚；阴津消涸，阳不潜藏。清火养阴，计非不善，抑恐滋则碍脾；化痰扶正，势所必需，又恐燥则伤液。法取轻灵，立方但求无过。

北沙参　知母　鲜生地　蛤壳　蝉衣　海浮石　豆卷　青果　海蜇　地栗　百合

另珠粉朝晨用燕窝汤下三分

上方《金匮》百合知母地黄汤合《本事》神效雪羹，取其清火化痰，不伤脾胃；生津养液，不碍痰湿。酌古参今，归于平正。

**袁** 疡脓之后，气血必虚。奔走烈日之中，汗出招风，风与热毒，舍于皮肤脉络之间。至秋凉气外束，热郁于皮中，遂觉遍体瘙痒，几及两月。近来面色带黑而浮，少腹略满。据云，奇痒之时，唇舌俱麻，是外风引动内风也。经云：面肿曰风。夫风行必燥，木胜克土，此症现为风癞，久防腹满，理势所然也。

羚羊角　秦艽　地骨皮　陈皮　通草　北沙参　丹皮　苡仁　黄芪　防风

又洗方：

紫背浮萍、杜牛膝、侧柏叶、巴豆壳煎汤洗。

**渊按：** 面黑腹满，乃脾肾两虚见症。

**又** 古有风癞一症，周身瘙痒。拟用《千金》法。

生石膏　防风　麻黄　茯苓　生甘草　白术　鲜生地　百部

**沈** 肾为欠，胃虚亦欠。欠之一症，属肾胃二经。大抵阳气欲升，阴气欲降。肾虚则阳欲升而迟，胃虚则阴欲降而缓。故《内经》曰：阴阳相引，故数欠。此兼胸背多汗，足跟时胀。气血两亏，法当兼顾。

西党参　归身　黄芪　冬术　茯神　大熟地　枸杞子　麦冬　川石斛　蛤壳

**胡** 脉软无力属气虚，便溏食少属脾虚，干咳无痰属肺虚，时觉口苦属心热移脾也。宜十补一清。

四君子汤加川连、防风、怀山药、陈皮、泽泻、六神曲、砂仁。

**潘** 年近六旬，天癸久去，而反频来，是谓脱营。脱营者，元气极虚不能固摄，血从外脱也。又名下竭，故腰痛如折。下竭者必上厥，故面赤、火升、发热也。血属阴，阴虚则阳亢，故脉弦硬无情。其脉愈数，其阴愈虚。夏令一交，阳亢无制，恐致水涸龙飞，难为力矣。

阿胶 赤石脂拌炒　牡蛎　海参　线鱼胶 米粉炒　元精石　沙苑子　贡菜 洗淡　猪腰子 酒洗　茯神　龟版胶 余粮石拌炒　生洋参 元米炒

朝服震灵丹二钱，暮服威喜丸二钱。

**渊按：** 吴鞠通法也。妙以咸降有情之物补下焦精血。

**舒** 乳房属胃，乳汁血之所化。无孩子而乳房膨胀，亦下乳汁，非血之有余，乃不循其道为月水，反随肝气上入乳房，变为乳汁，非细故矣。夫血，犹水也；气，犹风也。血随气行，如水得风而作波澜也。然则顺其气而使下行，如风回波转，不必参堵截之法，涩其源而止其流。噫！可与知者道，难为俗人言也。

元精石　赤石脂　紫石英　牡蛎　乌药　寒水石　郁李仁　大生地　白芍　茯神　归身　焦麦芽

某　茹素精枯液涸，更兼便血伤阴。去冬骨骺疼酸，今又心悬如坠，时或口不能言，心中恐怖，必大声惊叫而后醒。此风阳内扰，震动君主，火溢冲激也。病出于肝，关于心，乘于脾，故又腹胀也。拟养阴柔肝而息风阳，佐安神和中。久病宜缓调，又宜常服膏滋方。

大生地八两　茯神三两　陈皮一两五钱　炙甘草一两　归身二两，炒　天冬二两，去心　柏子仁三两，炒研　沙苑子三两　龙齿三两，煅　枣仁三两，炒研　洋参三两　枸杞子三两　石决明六两，煅　焦六曲三两　红枣四两　桂圆肉四两　五味子一两五钱，炒，研　牡蛎三两，煅

上药煎浓汁，用川贝末二两、莲心粉二两、白密四两，收膏。朝暮开水冲服一羹杓。

**渊按：**精血两枯，肝燥火动，故见证如是。

某　《易》曰：男女媾精，万物化生。《内经》曰：两精相搏为之神，两神相搏合而成形是为精。是知男女媾精，必神气交而后生育也。若精神不足之体，或临事而兴已阑，或对垒而戈忽倒。虽有蓝田实难种玉。滋阴补阳，各造其偏，揠苗助长，日就枯耗。然则如何而后可？曰：天地无心而成化。得春气者多生，得冬气者多寂。欲补其精，先养其神。欲养其神，先补其气。而必兼壮其胆，胆为甲木春生之气也。神为阳光，气为

阳气。阴津者，犹甘露也。阳和气至，甘露滋之，草木欣欣向荣，生意源源不息。人身一小天地也，岂犹子嗣为然哉？若徒切切于子嗣，百忧感其心，万事劳其形。有动乎中，必摇其精，念谁为之戕贼，亦何恨乎药之不灵？

西党参　冬术　茯神　炙甘草　桔梗　酸枣仁　黄芪　远志　苦参　牡蛎　怀山药

猪胆汁为丸，每日开水送下三钱。

**渊按：**抵得一篇求子论。惟胆汁恐苦寒伤胃太甚。

## 妇人门

**王**　经来半月不止，有紫血块，少腹疼痛，气坠阴门，诊脉沉涩，下午恶寒。阳陷入阴，营虚失守。法以升阳收摄其阴。

党参　熟地　黄芪　升麻　归身　阿胶蒲黄炒　冬术　白芍　柴胡　淡芩　血余炭

**陆**　营分有热，则经至而淋漓；卫分有寒，则脉小而迟缓。脾为营之本，胃为卫[1]之源。经至而舌苔反布，胸无痞闷，是胃阳虚而无气以化浊也。拟醒胃阳以摄脾阴为法。

归芍六君子加神曲。

**又**　经行过多，血气两衰，肝肾失固，丽翁所论包括尽矣。然治病之道，有相机从事之权。夫舌白多痰，胃有浊也。咽干色红，阴虚而火浮也。脉细迟缓，中气不足也。考古人肾虚有痰浊者，金水六君煎；气虚而上有浮火者，生脉四君子。合而参之，似觉不可擅易，还祈哂政。

---

[1]　卫：原作"冲"，据集成本改。

大熟地　半夏　五味子　归身炭　陈皮　于术　茯苓　麦冬　人参　谷芽　建莲肉

又　肝肾与脾胃同治，经漏仍然不止。左脉稍觉有力，原得归、地之功；右脉更觉细微，脾气虚衰不振。许学士谓补肾不如补脾，盖谓脾胃虚者言之。今心跳食少，心脾不足可知。经血如漏卮不息，冲任不得不固；腹中微痛，气虚且滞，不得不补，不得不通。仿黑归脾法。

熟地炭　黄芪炒焦　茯神　枣仁　白芍　广木香　归身炭　冬术　人参　陈皮　炙草

**渊按：**既云固冲任，而无固冲任之药，仍用归脾，恐漏仍不止。古人治崩漏急证，自有专方，如血余、棕炭、百草霜、倒挂尘等，殊有效验。且脉小迟缓，其漏未必属热，或脾肾阳虚，不能固摄其血，尤非固而兼温不效，未可见血即以为热也。

**张**　营血不足，经事愆期。肝气有余，瘀凝停滞。心荡头眩，腹鸣胀满，是其征也。胀满能食，病在肝而不在脾。拟舒肝化瘀、和营养阴方法。

金铃子　吴茱萸　当归　延胡索　陈皮　沙苑子　茯苓　香附　大麦芽　青皮

**曹**　经事来多去少，似崩非崩。是血虚有热也。所谓天暑地热，则经水沸溢。用白薇汤加阿胶主之。

女贞子　白薇　阿胶米粉炒　淡芩炭醋炒　黄柏　沙苑子盐水炒　白芍　莲心　归身炭　旱莲草

**奚**　肝为藏血之脏，脾为生血之源。肝气郁则营血失藏，脾气弱则生源不足。腹中结瘕，肝气所结也。经事先期，肝血失藏也。饮食少纳，脾气弱也。便后带血，脾失统也。气弱血虚，宜乎不孕矣。调补肝脾，则冲任充足，自然有孕。

西党参　大熟地　冬术<sub>人乳拌</sub>　白芍　香附<sub>醋炒</sub>　杜仲<sub>盐</sub>
<sub>水炒</sub>　茯神<sub>辰砂拌</sub>　菟丝子　归身　木香　川断　艾叶炭　阿胶
<sub>米粉炒</sub>　乌鲗骨

**丁**　经事参前而色淡。淡则为虚，参前属热，是血虚而有
热也。

四物汤加香附、阿胶、党参、冬术、丹皮、炮姜炭、玫
瑰花。

**渊按：**佐炮姜以行四物之滞，非温经也，可谓得旨。

**朱**　痛而经来，肝气横也。经事参前，血分热也。色黑有瘀，
和而化之可也。

金铃子　延胡索　香附　当归　丹皮　山楂肉　泽兰叶
白芍　木香　茯苓　砂仁

**陆**　营虚发热，瘀阻经停。心中若嘈，饮食厌纳，时吐酸
水，是脾胃不足而挟痰饮者也。夫心生血，脾统血，肝藏血，
胃为气血之总司。调治之方，以和脾胃为第一。脾胃健则营血
自生，停饮自运，瘀凝自化。

半夏　陈皮　川连<sub>吴萸炒</sub>　茯神<sub>辰砂拌</sub>　桃仁　旋覆花　新
绛　丹参　野蔷薇花　白扁豆

**孙**　经期一载不来，大便时常秘结，每月胸中不舒数日。
此肝血虚而胃气不和也。理气之方，不在平肝而在养血；和胃
之法，不在破气而在补气。气血充而肝胃自和矣。

西党参　熟地<sub>砂仁拌</sub>　枣仁　陈皮　归身　制半夏　丹参
于术<sub>人乳拌炒</sub>　茯苓　白芍　沙苑子　橘饼　谷芽

**又**　肝肾素亏，气郁，胃气不舒，脾阴不足。饮食知味而
不能多进，经事不来，二便时常不利，肩膝酸疼，舌苔或黄或
白。此有湿热挟杂其中。补养气血之方虽稳当，然无理气化浊

之品，未能奏效。今拟一方，以观验否。

制首乌　怀山药　枣仁　牛膝　焦山栀　柏子仁　茅术炭
陈皮　半夏　建莲肉

常服苡仁、红枣煮食。

**某**　经停，少腹痛，小溲淋塞有血缕。此肝火与瘀凝交阻，当通而导之。

龙胆草　小蓟炭　车前子　丹皮　桃仁　大黄酒炒　冬葵子　海金砂　延胡　焦山栀

**徐**　咽干干咳，全由津液之亏；内热经停，已见虚劳之候。设欲生津降火以养其阴，而饮食减少者适以伤脾。计惟调其中气，俾饮食增而津液旺，以复其真阴之不足。盖津液生成于水谷，水谷转输于脾胃，舍此别无良法也。

白扁豆　茯苓　白芍　玉竹　炙甘草　怀山药　苡仁　金石斛　玫瑰花　枇杷叶

**陆**　惊恐饥饱劳碌，内伤气血。血凝气滞，经停不来，已及八月。内热食少，虑成干血劳损。

肉桂一钱二分　桃仁二钱三分　川断一钱　麝香五厘　当归二钱五分　大黄醋炒，一钱三分　砂仁四分　牛膝酒炒，三钱　乳香去油，五分　没药一钱　五灵脂醋炒，钱半

共研细末，分五服。每日一服，陈酒送下。

**渊按：**此调经散加减法，颇得古人遗意，元气可支者用之。

**徐**　经行后奔走急路，冷粥疗饥，少腹疼痛连腰胁，兼及前阴。此肝肾受伤，又被寒侵而热郁也。经云：远行则阳气内伐，热舍于肾。冷粥入胃，则热郁不得伸，故痛也。遵寒热错杂例，兼腹痛治法。

川连酒炒　炮姜炭　桂枝　白芍吴萸三分煎汁，炒　木通

全当归　香附　山楂炭　焦山栀　旋覆花　新绛屑

**王**　经后少腹痛连腰股，肛门气坠，大便不通，小便赤涩热痛。拟宣肝经之郁热，通络脉之凝涩。

柴胡　川楝子　焦山栀　郁李仁　延胡索　新绛　旋覆花　归尾　龙胆草　青葱管

**渊按：** 此经未尽而行房过度所致，乃经血乘虚入络，冲任八①脉受伤也。

**张**　形壮，面色紫黑，经事或数月或数十日而后来，来亦色淡不多。今经行后少腹攻痛，痛在左则左股酸而无力，痛在右亦如之。兼有淋带如膏，此瘀凝化浊，冲任失调也。通络泄浊治之。

五灵脂　香附　丹参　金铃子　延胡　当归尾　冬葵子　吴茱萸　旋覆花　新绛　青葱管

**何**　漏下淋沥不断，少腹板痛，微寒微热，口渴不欲饮。此有瘀血着于脐下，拟化瘀生新法。

小生地　当归　丹参　桃仁泥　泽泻　延胡　旋覆花　柴胡　大黄炭<sub>酒炒</sub>　地鳖虫<sub>酒浸</sub>

**又**　漏下淋漓，少腹板痛。化瘀和营，未能奏效。食少无力，微寒微热。治在肝脾，缓之调之。

柴胡　当归　丹参　茯苓　泽泻　赤芍　白术　香附　地鳖虫　山楂炭

**某**　寒热无序，脉促数，下有淋带，上则心跳，又少腹痛，大便坚，面色萎黄。血瘀之候也。虑延劳损。

大生地　桃仁　茯苓　冬葵子　当归　柏子仁　丹参　白

---

①　八：原作"入"，据集成本改。

芍　稽豆衣　玫瑰花

**王**　向有淋带，月前血崩，崩止淋滞不断，少腹板痛，脉象细数，身发寒热，脾胃大虚。此血瘀未尽，复兼肝气挟寒也。法当通补。

鲜生地渣<sub>姜汁炒焦</sub>　当归炭　荆芥炭　杜仲　陈皮　生姜渣<sub>鲜地汁炒焦</sub>　香附炭<sub>醋炒</sub>　香谷芽

**渊按：**鲜地、生姜互炒，名交加散，能通瘀调气，和寒热，而不伤血耗气，女科之妙方也。

**陈**　经行作呕，血虚肝旺也。呕止而腹中结块，经事四、五月不来，当脐跳动，疑为有孕。恐其不然，想由瘀凝气聚与痰涩互结成块耳。《内经》肠覃、石瘕二证，状如怀子，病根皆在乎血。虽不敢大攻，当气血兼理，仿妇科正元散法。

党参　白术　川芎　茯苓　陈皮　半夏　当归　砂仁　木香　枳壳　香附

有孕无孕，最难辨别。此症断乎非孕。服此二十余帖，至八九月而经始行。

**李**　妇人之病，首重调经。经事初起不来，状如怀子。以后来而略少，但腹渐大，三载有余。尚疑有孕，岂非痴人说梦耶？《内经》谓肠覃、石瘕皆腹大如怀子，石瘕则月事不来，肠覃则月事仍来。而提其要曰：皆生于女子，可导而下。夫岂徒有虚文而无斯症哉！余曾见过下红白垢污如猪油粉皮样者无数，调理得宜，亦有愈者。藉曰不然，则天下尽有高才博学之医，就有道而正焉，无烦余之多赘也。

大黄䗪虫丸每朝三十粒，炒大麦芽泡汤送下。

**苏**　石瘕生于胞中，寒气客于子门，子门闭塞，气不得通，恶血当泻不泻，衃以留止，日以益大，状如怀子。此段经文明指石瘕一症，由于寒气瘀凝挟阻而成。今腹痛泄泻食少，脾胃虚寒，肝木横逆，病延半载，元气已衰，理脾胃，兼温中下，尚恐莫及。备候主裁。

肉桂　冬术土炒　陈皮　木香　金铃子　诃子　茯苓　干姜　泽泻　延胡索　生熟谷芽

吴　《内经》有石瘕、石水之证，多属阳气不布，水道阻塞。少腹有块坚硬者为石瘕，水气上攻而腹满者为石水。此症初起小便不利，今反小便不禁，而腹渐胀满，是石水之象。考古石水治法，不越通阳利水，浅则治膀胱，深则治肾，久则治脾。兹以一方备采。

四苓散去猪苓，加大腹皮、陈皮、川朴、桑白皮、乌药、桂枝、鸡内金。

朝服肾气丸三钱。

**仁渊曰：**妇科首重调经。夫经乃心血与肾液相合而成，为天一之真水，故名天癸；按月而下，犹月魄之有盈虚，故名月信。不差时日，犹海水之有潮汐，故名月潮。夫月也，潮也，癸也，皆阴类也。然月魄不得日光丽照则不明，潮汐不得阳气鼓荡则不盛，其质虽阴，其用则阳。妇人经水之盛衰，亦犹是耳。叶天士云：妇女以心脾为立命之本。心生①血，脾统血，心气旺则阴血自足，脾气盛则统驭有权，无愆期崩塞之病。今世医调经，动曰冲任八脉，皆言末而忘其本耳。夫冲为血海，任主胞胎，在女科原不可不讲，而经水之所以盛衰通塞，其根源不在乎是。《内经》言奇经之于十二经，犹江河之于沟渠也。江河充足，沟渠自盈溢。可知江河不充足，则沟渠涸竭窒塞矣。又可知江河充足，沟渠偶

---

① 生：集成本作"主"。

有不通不足，欲通之足之亦甚易矣。能知此理，断不以通瘀养血套剂了事。即带下一证，虽有阴虚、湿热之辨，亦莫非心脾之气不通不化而来。即癥瘕、癖疝、鬼胎、肠覃等疾，虽由痰凝血滞，风寒闭塞，肝胆生阳不能布化，其因甚多，其根亦莫非心脾郁结所致。盖男子用阳而体阴，女手用阴而体阳。男子以肾为先天，女子以心为先天。心阳足则脾阳亦旺，阳生阴长，血气充沛，乃宜男之兆。若心阳不振，则脾阳亦弱，肝木生生之气少布，饮食少化，聚湿生饮，肝气郁陷而逆升，为气撑饱胀，为脘痛作呕，或错经妄行而鼻衄，或脾气下陷而崩漏，或风寒瘀污客于子门冲任，为鬼胎、石瘕，种种病情，相引而至。盖有形之病皆属阴邪，大抵阳气不化而生，断非通瘀行血所能了事也。

## 产后门

丁　因疟小产，瘀凝未尽，冲任受伤，少腹结瘕，上攻疼痛，大便常溏，内热不已，迄今半载。不渴不嗽，病在下焦。通补冲任，和营化瘀，不越产后治例，与阴亏劳损有歧。

当归小茴香炒　川楝子　延胡　香附　肉桂心研，冲　白芍吴萸炒　紫石英　砂仁　茺蔚子　玫瑰花

**渊按：** 从疟而起，脾气先伤，大便常溏，即其征据，徒治下焦血分无益。

又　产后蓐劳，已经八月。内热瘕痛，病在冲任。

当归酒炒　白芍桂枝三分炒　桃仁泥　丹参　党参　炒丹皮稽豆衣　广皮　玫瑰花

张　寒气客于下焦，瘀凝停于小腹中央，乃膀胱之部也。寒气瘀凝，阻塞胞门，膀胱阳气失化，以致癃闭。产后八日而小溲

不通，脉细肢寒，腹中觉冷，恐其气逆上攻发厥。法以温通下焦，化瘀利水。

全当归八钱　川芎四钱　山楂炭五钱　炮姜五分　桃仁三钱　车前子五钱

益母草汤、陈酒各一碗煎药。

另研桂心五分、血珀五分、甘遂三分，为末，药汁调下。

**渊按：**从生化汤加通瘀祛寒药，可法。

又　小溲癃闭已通，恶露瘀凝未下，少腹板痛。再以温通。

肉桂　延胡索　红花　桃仁　丹参　归尾　山楂炭　牛膝　炮姜炭　冬葵子　两头尖　车前子

**张**　产后营虚发热，已经数月。多汗心跳，营阴大亏也。

大熟地　党参　黄芪　茯神　归身　酸枣仁　冬术　陈皮　玉竹　白芍　砂仁

**某**　产后营虚，内热日久，近感风邪，发热更甚，胸闷心跳。气滞血亏，显然可见。

香豆豉炒　黄芪　防风　全当归　白芍　白术　枣仁　茯神　玉竹　桑叶

**渊按：**虚多邪少，从补营方中加轻散药一二味，即可祛邪。重加发散，邪转不服，反多变证。

**赵**　病后小产，产后感邪。咳嗽，寒热似疟。服解散疏和药五六剂，邪退未尽，夜犹微热。然头晕心跳，寐则惊惕，虚象见矣。拟养营化邪法。

四物汤合二贤加苏子、苏梗、苏叶、川贝、杏仁、枳壳、茯苓、款冬花。

用三苏、二贤、四物，意在泄血分之风，和血中之气。加化痰止咳药，佐使之耳。

又　补肺阿胶合金水六君，去半夏，加川贝、款冬花。

某　左脉细数，营阴亏也；右脉细软，脾气虚也。产后不能安息，反加劳碌，气血伤而不复，致身常内热，心荡若嘈，久延虑成劳损。人参养营汤加减。

党参　大熟地　冬术　白术　丹参　香附　远志甘草汤制
砂仁　归身酒炒　茯神　枣仁

孙　前年小产，恶露数日即止，因而腹中作痛结块，心神妄乱，言语如癫。此谓血风病也。胞络下连血海，上系心包，血凝动火，火炽生风，故见诸症。诊脉弦搏，肝阳有上冗之象，防加吐血。为治之法，当以化瘀为先，清火化痰为佐。

川贝　赤苓　丹参　蒲黄炭　五灵脂　川连　香附　延胡
焦山栀　茺蔚子

另　回生丹一粒，开水化服。

渊按：血风病有数种，此因产后瘀凝而得，病在冲任血海，上及心包，不脱产后着笔。

毛　产后腹痛，一载有余。营虚木郁，脾胃受戕。时作恶心，时吐酸水。用《千金》当归建中汤法。

当归　炮姜炭　炙甘草　肉桂　川椒　白芍吴萸炒　橘饼
南枣

又　前投建中法，腹痛已止。复因经行之后，劳碌受寒，腹中又痛，加以晡热，饮食减少，舌苔干白。

此属血虚肝郁，脾虚木横。用归脾法加减。

黄芪　党参　冬术　茯苓　砂仁　炮姜　木香　陈皮　归
身　白芍吴萸炒　橘饼

胡　小产半月，感邪发热，又遭惊恐，冲任受伤，少腹胀痛，白带淋浊，眼花口苦，腰膝拘挛。证逾半月，饮食不纳，虑其昏厥。姑仿南阳以浊攻浊法，兼达邪化瘀，备商。

淡豆豉　白前　泽兰叶　延胡索　焦山栀　当归　丹参　焦楂肉　竹茹　交加散　两头尖

另　旧裤裆一方，烧灰存性，药汁调下。

**渊按：**此名烧裩[①]散，仲圣治阴阳易病。

**章**　先痉厥半日而后产，产后厥仍不醒，痉仍不止，恶露稀少，汤水不能纳，纳则仍复吐出，面赤身温，脉洪而荒。肝风炽张，营虚气耗，虚阳外越，冷汗遂出，恐其厥而不返，奈何奈何！姑拟一方，希冀万一。

肉桂五分　当归三钱

煎汤冲童便一杯，化下回生丹一丸。

**渊按：**脉荒者，乱也，究属杜撰。虚风挟痰上逆，化痰降火，冲入童便最妙。

**又**　前方勉灌三分之一，恶露稍多，面赤稍退，脉大稍软，而厥仍不醒，舌色灰黄，时沃涎沫，两日饮食不进。营虚气滞，胃虚浊泛。必得温通化浊，以冀阳回厥醒为妙。

肉桂　炮姜　半夏　全当归　丹参　山楂肉　陈皮　茯苓　紫石英　童便冲入

**又**　厥醒进粥半盏，诸无所苦，惟周身疼痛，不能转侧。舌苔白，口不渴。拟温养气血，兼和胃气。

肉桂　炮姜　黄芪　半夏　当归　丹参　茯苓　陈皮　桑枝

**丁**　产后瘀凝未尽，新血不生，身热日久，少腹疼痛，小溲淋浊，带下血筋。此肝经郁热，兼挟瘀凝为患，殊非小恙。

---

① 裩：原作"裤"，据集成本改。

姑拟泄肝、化瘀、和营为法。

鲜地渣姜汁拌，炒焦　金铃子　延胡索　丹参　焦山栀　生姜渣鲜地汁拌，炒焦　龙胆草　当归　赤苓　甘草梢　青葱管　新绛屑

**范**　产未盈月操作，猝遇大雨淋身，水寒之气自毛窍而入于骨节，内舍于肾，外达太阳、阳明，是以始病腰疼，继而上攻头痛，遍体机关不利也。脉沉而寒热，寐少而恐惧，纳少而恶心，邪气留连于胃肾。据云头痛甚则汗出，太阳之表虚矣。用许学士法。

香豆豉　牛蒡子　豆卷　杜仲　磁石　藁本　白芷　川芎金狗脊　赤苓　半夏　甘菊花

**渊按：**太阳表虚，风药未免太过，况得之产后乎！

**又**　前投益肾通经，和胃泄湿，头项腰脊之痛原有松机。今产后两月有余，经水适来，而心跳恐惧，是营气虚而不摄也。拟和营止痛，仍佐理胃泄湿。

党参　桂枝　秦艽　枣仁　杜仲　豆卷　半夏　赤苓　苡仁　金狗脊　归身　陈皮　桑枝酒炒

**又**　产后营虚，雨湿寒气袭入，经络机关不利。前投宣通养血两法，俱无少效。虽头痛略松，而右半之腿臂转增痛热。犹幸脾胃稍旺。今恶风、发热、口干，是寒湿渐化为热矣。拟疏泄湿热以通经络，再议。

羚羊角　丹参　防风　秦艽　苡仁　陈皮　羌活　丝瓜络防己　当归　白芷　木通　桑枝　忍冬藤

**王**　产未百日，骨蒸发热，淹延匝月，热势渐加，迄今五十日矣。诊左寸关，轻取虚小，中按之数，重按数而且坚，知其热在阴中，心肝之火独亢；右寸关虚软而数，则知脾肺气

虚；两尺皆虚，肾阴亏也。阴虚阳盛，热气熏于胸中，蒸动水谷之湿上泛，故舌苔反见浊厚耳。耳鸣而聋者，肾虚肝阳上逆也。据述，服参、芪则热势愈甚，投胶、地则胃气益惫。节近清明，地中阳气大泄，阴虚阳亢莫制，恐其交夏加剧。刻下用药，以脾胃为要。土旺四季各十八日，清明节后土气司权，趁此培土，冀其脾胃渐醒，饮食渐加，佐以清金平木，必须热退为妙。

北沙参　地骨皮　丹皮　归身　怀山药　白扁豆　茯苓　白芍　生熟谷芽　白蔷薇露

**仁渊曰：**产后病最难治，最多变证，难以殚述。朱丹溪云：产后以大补为主，虽有别证，从末治之。此言虽是，亦未可泥。有少壮之妇素体不虚，或兼外感六淫，内阻瘀滞，当见证治证。若执产后须补之论，不但本病不退，势必转增他变。盖新产百脉虽虚，感邪则实，急去其邪，即所以养其正也。倘遇可攻可下之证，即白虎、承气不为过。胎前亦然。惟下笔切宜仔细，未可率意轻忽。心中须念此产后虚体，若一击而中，便与轻松调理。果是纯虚，自当大补，补之有方，不可集几味养血套剂便为了事。再者，胎前温药宜慎，产后凉药宜慎。谚云：胎前一把火，产后一块冰。虽未尽然，却也不差。盖胎前多实，实者多热，产后多虚，虚者多寒，理固然也。

# 幼科门

**李**　胎惊之病，得之于母腹胎孕之后，其母有所大惊，气应于胎，惊气入肝，故数月婴孩即有胎惊之患。往往不能愈。姑拟一方备采。

羚羊角　天竺黄　陈胆星　石菖蒲　大黄

共研末。或竹油或钩藤汤调服五分。

**许**　音哑喘咳，痰声嗄咯。风痰袭肺，肺胀挟惊险候。

麻黄　杏仁　射干　桔梗　桑白皮　菖蒲　枳壳　前胡
白前　紫菀　白萝卜汁冲服

**朱**　痧后挟积，移热于大肠。腹中热痛，每交寅卯二时则痛甚。拟开肺金之郁，仿丹溪论参越桃意。

高良姜　桔梗　川连　通草　滑石　焦山栀　山楂炭　焦六曲　砂仁

**又**　痧后腹痛，甚于黎明。阳气为阴寒凝遏，欲升而不得升，故痛甚于黎明也。前用温寒并进见效，今仍前法加减。

桂枝　炮姜　吴茱萸　木香　延胡索　香附　山楂炭　花槟榔　赤苓　焦山栀　白蔻仁

**方**　痧后肺火不清，移热于大肠之络。腹痛便溏，手腕内外肿痛。防发痧毒。治以清解。

升麻　葛根　赤芍　焦山栀　甘草　高良姜　丹皮　桔梗
忍冬藤

**渊按：**此方非夷所思。庸者必与清肺健脾、化积解毒套剂矣。

**又**　前方已效，轻减其制。

防风　焦楂肉　银花　砂仁　桔梗　甘草　陈皮　赤芍

**仁渊曰：**幼儿不能明告病情，脉亦难凭，虽以一指按寸口，惟得浮沉迟数大略而已，故称哑科。四诊只得其二，惟察声望色，询之乳母，得其梗概，最为难看。而难中亦有易焉。易者何？乃三因之中绝少内因，大都外感六淫、内伤乳食而已。即有内伤，亦因病致虚，非七情六欲因虚致病者可比。苟仔细详审，不难得其要领。近世风气之最坏者，莫若挑惊。不问外感内伤，概以惊风呼之，非推即挑，继以牛黄、脑、麝，香开之药。明理之家亦蹈此习，不知冤杀多少婴儿矣。夫惊病偶亦有之，儿体脆弱，魂魄未坚，猝见异言异服及奇怪之物，惊恐惶骇，此必有因。须将惊风二字拆开，惊自惊，风自风，断不可混治。夫惊乃惊骇受病，风为温热所化，或感触风邪，治判天渊。喻氏云：幼科与大方一理，苟请伤寒名家视之，断无错误。此乃见道之言。夫六淫之邪，皆能化火。幼儿病热者多，病寒者少，由阴气未充，生阳正旺，化火尤易耳。为父母者，每未寒先衣，未饥先食，食不化即变为痰，痰与风热相并，最易痉厥，俗医即呼为惊风，病家亦认为惊风，非一日矣。吾愿同志大发慈悲，相与挽此颓风，功德无量。

## 外疡门

吴　足大趾属厥阴肝经，太阴脾经由此起。今足大趾干烂，乃肝经血枯，脾经湿热也。延及数月，防成脱疽。兼上唇麻木，亦脾虚风动。殊非易治。

萆薢　当归　牛膝　枸杞子　苡仁　丹参　川断　茯苓
桑枝

孙　痧回热减，温邪初退之余，咽喉反腐，虚火又从而起。良由久患喉痹，阴虚火亢，热淫摇动，亢焰复张。用方最宜加谨，过清恐伤脾胃，早滋恐恋余邪。姑拟甘凉平调肺胃，冀其上焦清肃。

鲜石斛　大贝母　元参　生甘草　丹皮　沙参　羚羊角
扁豆　穞豆衣　雪梨

刘　偏脑疽自右延及于左，三候有余。偏右穿溃脓少，偏左木肿未腐，头顶平塌，根脚散蔓。此气虚不能引血化腐成脓，托毒外出。高年殊虑内陷。至舌苔白腻，大便闭结，在疡科指为火毒内闭，湿热上蕴，而用内疏黄连等法。阅倪先生方案，谓内挟杂气，邪伏膜原，引用达原、三消数剂，异想超出寻常。今大便已通，舌苔稍化，然右脉软弱，胃气残惫，疡不甚肿，色不甚红，深恐阳变为阴。大凡外疡起发脓腐，须赖元气承载。所谓元气者，卫外捍御之气、胃中冲和之气、三焦升降之气也。亏则脓腐不克依期，从此生变。故黄芪为外疡托毒之圣药，即兼别症，再参他方。古法有攻补兼施、补泻同用者。拙见欲托毒，必扶正。

生黄芪　当归　赤苓　陈皮　藿梗　法半夏　香附　谷芽

又　脑疽将四候，起发脓俱迟。欲问真消息，阴阳各半推。阳多方是吉，阴长便生危。顶不高兮根不束，皮不腐兮脓不足。凡此皆因气血衰，顺逆安危有结局。乃若疮流鲜血，即为变陷之端；况夫年逾六旬，尤宜加谨为要。兹当补托，佐以疏通。补其正而托其毒，疏其气而通其壅。俾胀满宽而加谷，期阳毒化而收功。聊以解嘲，非敢说梦。

黄芪　当归　制僵蚕　皂角刺　陈皮　川朴　赤苓　法半夏　香附

某　暑邪热毒，走入营中。遍身紫黑烂斑，鼻血龈腐。此发斑牙疳之险症也。倘至壮热神昏，不可挽矣。

犀角地黄汤加羚羊角、连翘、鲜石斛、黑山栀、银花、淡黄芩、芦根。

某　疳久阴伤，项发痰核，头倾不举，腹中有块。年逾二八，天癸未通。虑延劳损。

大生地　制首乌　茯苓　丹皮　怀山药　软柴胡　白芍
当归　陈皮　十大功劳

某　肝经郁火，乘犯阳明，牙龈痒痛出血而发牙疳。舌红
碎裂，头眩心烦，营阴内亏。而纳谷气撑，又属脾气虚也。犹
喜大便燥结，可用清滋，先平其炎上之火。

羚羊角　鲜生地　鲜石斛　元参　麦冬　茯苓　石决明
女贞子　枣仁

某　阴亏火亢，绕颈生痰[①]，寒热似疟，而实非疟也。少阴
水亏不能涵木，少阳火亢更来灼金，金木交战，乃生寒热，饮
食少，脾胃弱，虑延劳损。

六味地黄汤加牡蛎、党参、麦冬、柴胡、白芍、五味子。

某　结喉痈生于咽喉之上，视之不见，胀塞不通，汤水难
进，极为险重。急以化痰宣窍、开通肺气方法。

射干　牛蒡子　僵蚕　薄荷　荆芥　桔梗　山豆根　贯仲
生甘草　茅柴根

**渊按：** 吹喉之药，必不可缺。

某　对口生疽，足根发疔，此二处皆属太阳膀胱之络。湿
热内聚，风热外侵，勿得轻视。

羌活　防风　连翘　归尾　萆薢　乳香　没药　土贝母
银花　甘草梢　桑枝

某　牙龈渗脓，二载不愈。此属牙漏，肾虚胃有湿热所致。
六味丸三钱　资生丸二钱

相和。每朝服四钱，淡盐汤送下。

某　马脾风极重险症，危生倏忽。姑与牛黄夺命散。

---

① 痰：集成本作"核"。

大黄生切，四钱　槟榔一钱五分　黑牵牛三钱

共研末。分二服，白萝卜汁温调服。

**某**　肺痈咳吐脓痰。肺叶已伤，势属重候。

羚羊角　冬瓜子　桔梗　葶苈子　苡仁　生甘草　桃仁泥
野菱根　川石斛　芦根

**又**　痰臭虽减，咳嗽未除。

羚羊角　川贝母　杏仁　苡仁　桃仁　桔梗　苏子　甘草
冬瓜子　芦根　野菱根

**张**　怒则肝气逆而血苑于上，章门结块硬痛，寒热脉数，
小便短少。症属肝痈，防其内溃咳吐脓血而剧。

紫菀　郁金　新绛　柴胡　天花粉　桃仁　旋覆花　当归
穿山甲　忍冬藤　降香　青葱管

**缪**　病起微寒微热，右肋章门穴酸疼。两月后痛处略肿，
食少便溏，面浮足肿，腰脊酸痛。脉附骨极细而锐。此脾家有
湿热瘀伤，症属脾痈。日久正虚胃弱，恐其不克支持。

党参　炙甘草　陈皮　白术　川朴　木香　吴茱萸　干姜
当归　川芎　白芍　六神曲　茯苓　肉果　砂仁

敷方：

官桂　吴茱萸　干姜　川乌　生半夏　独活　乳香　没药
南星　白芥子　当归各一钱，研末

用陈酒干面调和，炖温，敷痛处。

**某**　盘肠痈。腹痛已久，二三日来骤然胀满，连及腰胁，
小便茎中亦痛，势已有脓。拟用牡丹汤排脓逐毒，从大肠导下
之。所虑饮食极少，胃气不克支持耳。

丹皮　桃仁　皂角刺　冬瓜子　红花　大黄制　延胡索
广橘皮　山楂肉　赤苓　归尾

又　盘肠痈已成脓，不得不从大肠导下之法。

生黄芪　皂角刺　归尾　桃仁　红花　土贝母　金银花　甘草　丹皮　山甲片　冬瓜子　广皮

又　肠内痈脓将足，脉细食少。治以托里，冀其外溃为妙。

黄芪　银花　穿山甲　肉桂　当归　赤苓　泽泻　皂角刺　苡仁　广皮　血珀屑

**许**　寒气入于厥阴，湿热随经下注。睾丸肿胀，少腹结硬肿痛。防成缩脚小肠痈重症。

川楝子　吴茱萸　枳壳　归尾　焦楂肉　橘核　小茴香　萆薢　焦黑栀　葱白头

**某**　环跳臀股之间，从前曾患外疡。今房水伤筋，受水寒之气袭筋骨之中，臀股胯凹腓腨酸痛，大便燥结，小便不利，气坠尻酸。病在太阳、少阴二经，防发附骨阴疽。

六味地黄汤去山药，加细辛、麻仁、独活、川熟附。

另　东垣资肾丸二钱，开水送下。

**渊按：**辛、独二味，发少阴之寒，从太阳而散，佐附子以温之，六味以补之泄之。

**任**　湿热伏邪内蕴，引动宿毒，遍发广痘，亦曰广风。恐其肢节酸强，殊难速效。

防风　当归　赤芍　皂荚子　银花　天花粉　连翘　甘草　陈皮　土茯苓

**许**　肾岩翻花，在法不治。怡情安养，带疾延年。

鲜首乌　马料豆　银花　生甘草

朝服六味丸三钱，淡盐花汤送。

**刘**　肾俞漫肿色白，脉虚微热，此肾俞发也。属三阴亏损，湿热入络，气血凝滞而生。最为淹缠。姑与消散法。

当归　防风　杜仲　秦艽　金狗脊　丹参　广皮　草薢
独活　胡桃肉　桑枝

**胡**　胃脘生痈，脉虚形瘦。初起寒热，延今四十余日，晨必泄泻无度。是中气大虚，不胜攻消之任也。今与内托法。倘仍作泻，则难矣。

党参　木香　法半夏　茯苓　枳壳　砂仁　当归　冬术
干姜　陈皮

**某**　面颧毒乃阳明郁火所结，今已穿溃，孔如豆大。虽比颧骨疽较轻，然收功亦迟。须忌一切发风动火之物。

羚羊角　白芷　茯苓　土贝母　广皮　党参　连翘　丹皮
银花　甘草

**刘**　平日豪饮，胃湿必甚。去冬龈肿咳嗽，仍不节饮，以致音哑龈腐，蔓延及唇，此沿牙毒也。虽非牙岩之比，然亦不易收功。

甘露饮去甘草、天冬，加赤苓、黄芩、枳椇子、葛根、蝉衣、茅柴根。

**渊按：**阳明湿火所致。

**陆**　本原不足，兼挟风温。发热，颈间结核成痰二十余日，不红，不肿，不消散，亦不作脓。属半虚半实。慎柔方有良法，用四君子加牛蒡子，世所未知，余曾验过。

四君子加牛蒡子、象贝母、桑叶。

**渊按：**四君补虚，佐蒡、贝以消风痰，桑叶清肺通络。从补虚中想出祛邪之法，心思灵敏。

**又**　昨用慎柔方，是托散法。服下若汗出热退，则数剂可消。若汗不出，仍发热，则数剂成脓，且易溃敛。

前方加钩藤。

又　三岁孩童，但哺乳汁，不进谷食，脾胃虚弱可知。颈结痰核而有寒热，必挟风温，属半虚半实。今将一月，热退复热，其块不消，不作脓，大便溏，脾胃不足，气血两虚。

党参　冬术　陈皮　荆芥　黄芪　归身　防风　葛根　砂仁　桑叶

周　立斋云：外疡经久不消散，亦不作脓，气虚也。徒用攻消，恐无所益。

黄芪　党参　防风　归身　泽兰叶　穿山甲　僵蚕　丹参　广皮　桑枝

朱　结毒穿破不敛，在于当额眉棱，俱属阳明部位。已及半载，当养气血以化毒。

大熟地　党参　川芎　皂荚子　茯苓　土贝母　黄芪　当归　生甘草　银花　土茯苓

陈　本体阴亏，四月间湿热成疡，溃脓而愈。愈后正虚，肝风升动，眩晕跌仆，以致腿股环跳受伤，漫肿色白，而生附骨痰疽。今二便阻塞，少腹胀满，将有肠痈之变。

忍冬藤　丹皮　桃仁　延胡索　鲜首乌　车前子　归身　牛膝　血珀五分，研末

药汁调下。

某　湿热积聚，阻于少阳。病起发热，便少腹偏右板痛，足屈不伸。小肠痈也。身热不止，防其成脓。

甘草　桔梗　枳壳　苏梗　赤苓　土贝母　砂仁　延胡索　焦楂肉　川楝子　泽兰叶

许　肝胆郁火，凝结成痰。腮颊硬肿，牙关不开。此骨槽痰也。脉象郁涩，气失利畅，药力不易见效。

柴胡　黑山栀　香附　秦艽　制僵蚕　石决明　土贝母

丹皮　桑叶　郁金　骨碎补　刺蒺藜　钩藤

某　鼓槌多骨流痰，脓孔甚多，手掌及腕皆肿硬，而色紫不痛。已出过多骨，出骨之处已敛，而余外仍肿。此风毒湿热锢结手经。延来五月，收功不易。

当归　防风　苡仁　丹皮　连翘　广皮　生甘草　红花
桑枝

另蜣螂虫炙五钱，研末，掺。

汪　《内经》云：一阴一阳结，谓之喉痹。指少阴君火合少阳相火上逆而为病也。病由内生，非关外感风温，故治之不易速效。养阴降火化痰，每相须为法。惟嫌脉息太细，系素禀六阴，真阳不足。然清药亦宜酌用，恐阴未足而阳先伤耳。慎之。

沙参　石决明　白扁豆　元参　怀山药　蛤壳　川石斛
生甘草　茯苓　川贝　桔梗

另　元明粉一钱、朱砂五厘、冰片二分，研细末，吹。

某　肾主骨，膝者，骨之溪谷也。肾虚则骨髓空，而寒湿乘之，两足跟痛及于膝。久而不已，防成鹤膝风痹。

大熟地　萆薢　苡仁　牛膝　桂枝　枸杞子　川断　防风
独活

另：虎潜丸，每朝三钱。

某　心火与湿热交结而成痰核。上则舌下，中则脘间，下则阴头，皆结小核如棉子。此皆火郁之所致。

川连二钱，酒炒　陈皮一两，盐水炒　甘遂三钱，面包煨，去心
半夏一两五钱　茯苓二两　泽泻一两　蛤壳二两，研粉　红芽大戟
三钱，洗淡，炒

上药共研细末，水泛为丸。每朝一钱，开水送下。

渊按：直捣其巢，非胆识兼优不能。然虚者未可漫试。

某　风毒内攻入脑，走入耳窍，疼痛出脓，脓出不爽，盘及耳后颈间硬肿不消。此盘耳痈也。已延两月，症无头面，牙关不痛，恐滋蔓骨槽等变，殊非易治。

羚羊角　元参　磁石　甘菊花　细生地　牛蒡子　制僵蚕菖蒲　钩藤　葱白头

某　舌根边僵木不痛，已经数月，防变舌疳。此属心脾郁火。治以清养营阴，稍参苦降。

鲜生地　川连　元参　丹参　麦冬　生甘草　丹皮　桔梗

又　川连三分　蒲黄一钱　冰片二分　五灵脂一钱　人中白四分，煅

上味共研细末，吹舌根。

吴　暑热蒸迫，心火暴甚。喉舌肿痛，及今旬日，势防成脓。用凉膈散加犀、羚，解上焦以泄君火之燔。

牛蒡子　犀角　连翘　焦山栀　生军水浸　大贝母　元明粉　竹叶　芦根　薄荷

又　消管丸。

胡黄连一两　刺猬皮一两，炙　象牙屑一两　五倍子一两，炙蟾酥酒化，三钱　陈硬明角灯二两，炙

上药为末，炼蜜丸。用上好雄精三钱，泛上为衣。每朝三钱，金银花汤送下。

**渊按**：方极佳。惟蟾酥大毒走窜之品，每日服分余，未知可否。减半则稳当矣。此治外症久而成管者。

某　足丫碎烂，南方湿热之常病也。患者甚多。今足趾碎烂，掌心皮厚而燥，非徒湿热，血亦枯矣。《云》：手得血而能握，足得血而能步。碎烂不愈，恐成风湿。夫治风先治血，血行风自灭。祛湿先治脾，脾旺湿自绝。所谓治病必求其本也。

制首乌　丹参　当归　防风　苡仁　怀山药　茯苓　萆薢　豨莶草　红枣　三角胡麻

**周**　咳吐臭痰，已延三月。脉数而虚，其阴已伤。面白无华，饮食渐减，肺失所恃，防成肺痿。

沙参　黄芪　麦冬　白及　茯苓　元参　大生地　杏仁　百合　芦根尖

**又**　咳痰腥臭，面色青晦，脉数而虚，纳谷大减。此木火乘金，金伤及土，脏气克贼，恐延不治。

北沙参　桑白皮　麦冬　苡仁　茯苓　白扁豆　野菱根　橘红　紫菀　元参　芦根尖

**杨**　一阴一阳结，谓之喉痹。一阴者，厥阴也；一阳者，少阳也。相火寄于肝胆，君火一动，相火随炽，上炎灼金，痹喉之症作矣。

鲜生地　元参　麦冬　焦山栀　大生地　石决明　沙参　桔梗　生甘草　稆豆衣　梨肉

**王**　寒痰凝阻，颊车不利，高而肿硬，色白不红。此属阴寒骨槽，与色红身热者不同。

大熟地　麻黄　桂枝　秦艽　防风　制僵蚕　当归　白芥子

**赵**　脾虚湿热入络，两手指节手腕皆木肿。此乃鼓槌流痰，不易速愈。

黄芪　白术　防风　秦艽　川贝母　当归　茯苓

**冯**　脐风由乎脾肾湿热而成。今腹痛便泄，先运其中。

白术　赤芍　茯苓　陈皮　木香　当归　六神曲　龙齿　砂仁

**某**　营行脉中，卫行脉外。体肥湿胜之人，卫恒虚冷，营多盛热。故肥人当暑，往往肌肤常冷，而易生外疡也。疡发背脊三候，内脓已结，外腐未透。营中之火极炽，卫弱失于敷布，不能引血化腐，载毒外出，渐显内陷之机，颇为可虑。非温不能助卫阳以鼓舞，非清不能解营热以化毒。经曰：血实宜决之，气虚宜掣引之。此法是矣。

黄芪附子煎汁，炒　鲜生地　穿山甲　地丁草　连翘　皂角刺　制僵蚕　金银花

另以三角风熏。

**渊按：**三角风未详是否三角胡麻。

**赵**　咽喉肿及上腭，的属喉痈。汤水难咽，痰多便闭。症交四日，邪火炽张。秀翁主以清化涤痰，极是。鄙意竟用凉膈散通彻表里，尤为简净。仍候裁正。

凉膈散加牛蒡子、桔梗、芦根。

**仁渊曰：**欲为疡科名家，须多读内科方书。盖外科之难治，在内伤阴证。然亦不外表里阴阳虚实寒热八字。能明此八字，生死难易，胸中自然了了。夫人身营卫，环周不息，一有壅逆，即肿硬作痛，而生外疡。外科书分五善七恶，以定吉凶，无非在阴阳两字推求。谓五善不宜少四,七恶不宜有三。阳多即吉，阴盛即凶。若善恶兼见，可死可生，是在善治者得治则生，失治则死。即奇怪之证，方书师传所未及，苟学问精深，定其六经部位，审其阴阳虚实，生死吉凶，胸中自有把握。而膏丹敷掺之药，宜不吝金钱，诚心虔制，自可应手取效。盖有形迹可求，较内科有捉摸耳。若手法刀法，须有师传，否恐动手便错，及至回头，其人已吃亏不小矣。